普及中华医药知识 传承中医理论精髓
TUJIE WENBINGTIAOBIAN

图解

温病条辨

中医·温病条辨
望、闻、问、切，四诊合参

依据温热病学说，明确温病分三焦传变，阐
等病证的治疗，条理分明。

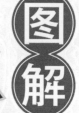

编著

◉ 韦桂宁
李敏

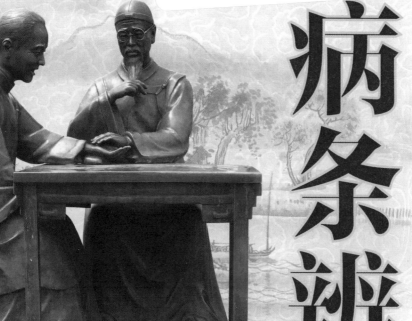

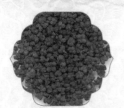

吴茱萸

温中止痛·降逆止呕
杀虫

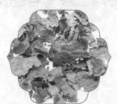

桑叶

疏散风热·清肝明目

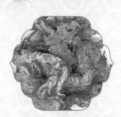

升麻

发表透疹·清热解毒
升举阳气

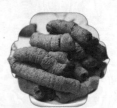

巴戟天

补肾助阳·散风祛寒湿

精美的插图，凝练的文语，深入浅出地将书中赅古繁奥之文及精深的内涵展示出来，
更完美地呈现这部医学经典。

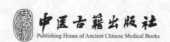
中医古籍出版社
Publishing House of Ancient Chinese Medical Books

图书在版编目（CIP）数据

图解温病条辨 / 韦桂宁，李敏编著 . -- 北京 ：中医古籍出版社，2018.1

ISBN 978-7-5152-1643-0

Ⅰ．①图… Ⅱ．①韦… ②李… Ⅲ．①《温病条辨》—图解 Ⅳ．① R254.2-64

中国版本图书馆 CIP 数据核字（2018）第 017177 号

图解温病条辨

编　　著：	韦桂宁　李敏
责任编辑：	于峥
出版发行：	中医古籍出版社
社　　址：	北京市东直门内南小街 16 号（100700）
印　　刷：	北京彩虹伟业印刷有限公司
发　　行：	全国新华书店发行
开　　本：	710mm×1000mm　1/16
印　　张：	15
字　　数：	320 千字
版　　次：	2018年1月第1版　2018年1月第1次印刷
书　　号：	ISBN 978-7-5152-1643-0
定　　价：	48.00 元

前 言

《温病条辨》是中医学的重要典籍，被称为中医"四大经典"之一，为吴瑭多年温病学术研究和临床总结的力作。全书以三焦辨证为主干，前后贯穿，释解温病全过程辨治，同时参以仲景六经辨证、刘河间温热病机、叶天士卫气营血辨证及吴又可《温疫论》等诸说，析理至微，病机甚明，而治之有方。例如书中归纳温病清络、清营、育阴等治法，实是叶天士散存于医案中之清热养阴诸法的总结提高。而分银翘散作辛凉平剂、桑菊钦作辛凉轻剂、白虎汤为辛凉重剂，使气分病变遣方用药层次清晰、条理井然。叶天士之验方，在吴瑭手中一经化裁，便成桑菊饮、清宫汤、连梅汤等诸名方。足知吴瑭此书，不是仅仅为纂集而撰，实是经心用意，为学术理论升华之作。

《温病条辨》自成书以来一直为后世医家所推崇，并作为学习温病学和临床参考的必读书。本书选取了《温病条辨》上焦篇、中焦篇和下焦篇的原文，进行语译，对其中比较难解的名词术语，作适当注释，并对每条原文进行病机分析，医理阐述，对有附方的条文进行方义分析，使全书具备理、法、方、药临床应用的系统性与完整性，帮助读者理解应用。这本《图解温病条辨》，具有以下四大特色：

特色之一，只取原文之"精髓"。

本书在每篇内容的开始，都设置了"原文精选"一栏，主要是筛选出了原文中最能够体现"原著精髓"内容的部分，重在简短。这样方便读者开篇阅读，就能抓住其"要害"之处。

特色之二，"译文"可引领您深入"奥秘"。

在阅读原文的基础上，若再配合译文，不仅会使您对其中的精华理论有一个更加深入的理解，也会帮您进而完成深层次的"挖掘"。

特色之三，"注释"为您理解原文"增色"不少。

其中，不光有单字的注释，还有词的注释，主要是针对那些难以理解或者容易理解错误的字或词。有了它们，会更有助于您在原文理论中"寻踪探宝"！

特色之四，把高深的《温病条辨》方剂学进行系统的归纳，并且突出该书的重要意图——汤证合一的特点，把中医这个传统并且最优秀的方法继承下来。

本书中的方剂添加了方歌、功能主治、用法用量、方解和加减化裁、运用等，详解略说，层次分明，图文并茂，深入浅出，易于效法，以供大家学习和参考。

本书重视理论联系实际，对学习和研究温病学理论以及在临床上指导温热病的诊断治疗均有一定的参考价值。本书适合中医爱好者及中医临床医生阅读参考。

编　者

目 录

温病条辨

上焦篇

一 风温、温热、温疫、温毒、冬温

【原文】

风温者，初春阳气始开，厥阴行令，风夹温也。温热者，春末夏初，阳气弛张①，温盛为热也。温疫者，厉气流行，多兼秽浊，家家如是，若役使然也。温毒者，诸温夹毒，秽浊太甚也。暑温者，正夏之时，暑病之偏于热者也。湿温者，长夏初秋，湿中生热，即暑病之偏于湿者也。秋燥者，秋金燥烈之气也。冬温者，冬应寒而反温，阳不潜藏，民病温也。温疟者，阴气先伤②，又因于暑，阳气独发也。

【译文】

温热发生，是由于春末夏初，大自然的阳热之气已经发动了起来，气候因温而转热，因此使温热病邪得以形成，这种病邪通常能够直接犯于气分或营血分，使温热发生。温疫的发生特点是因为遭受了疫疠之气，这种疫疠之气常常夹有秽浊之气，在发病以后，能彼此传染从而流行起来，导致每家每户均有人发病，在病情方面也有相似之处，如同每家要分摊劳役一般，因此人们称其为"温疫"。温毒发生，是因为在温邪中夹杂着毒邪，即其中的秽浊之气尤其更为严重，因此在患病以后可以导致头面肿大，或咽喉肿痛腐烂，或皮肤红肿发斑。而"暑温"这种病邪的发生，是因为在盛夏的时候感受了较盛的暑邪中热，也就是说，因暑热病邪而发生的疾病。湿温的发生，则是因为在夏末秋初的长夏季节里由于天暑下迫，地湿上蒸，所以遭遇了暑邪中湿较偏盛的病邪之一，也就是说，是因湿热病邪而出现的一种疾病。秋燥的发生，是因为在秋天气候干燥、天高气爽的情况下，遭遇了燥邪从而引发的一种疾病。冬温的发生，是因为冬天的天气应寒冷而变得反常地温暖，而自然界的阳气根本无法隐藏，所以就使风热病邪得以形成，只要感受了这种病邪，就会发生和风温极为类似的一种疾病。另外，还有温疟，它是由于人体的阴气已经有所耗伤，再加上在夏天的时候又感受了暑邪从而引发的疾病，由于阳热亢盛是其主要的表现，因此在发病后，只会发热，而不会感到恶寒。

【注释】

①张：指的是发动。
②伤：耗伤的意思。

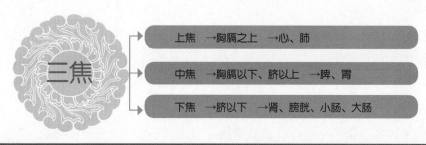

三焦	上焦	→胸膈之上	→心、肺
	中焦	→胸膈以下、脐以上	→脾、胃
	下焦	→脐以下	→肾、膀胱、小肠、大肠

二 风温、温热、温疫、温毒、冬温

【原文】

天地与人之阴阳，一有所偏，即为病也。偏之浅者病浅，偏之深者病深；偏于火者病温、病热，偏于水者病清、病寒，此水火两大法门之辨，医者不可不知。烛其为水之病也，而温之热之；烛①其为火之病也，而凉之寒之，各救其偏，以抵于平和而已。

【译文】

天地的运行规律如果正常，那么人体的生命规律也就正常，也就不会引发疾病！天地与人体的规律如果有偏差，那么就会引发疾病，偏差小所产生的疾病程度轻微，偏差大所产生的疾病程度严重；若火热偏盛，则会引发温热性质的疾病，若水湿偏盛，则会引发阴寒性质的疾病。这就是水与火两类性质不一样的病邪产生两类不一样疾病的差别所在，医生是知道的。要想辨明其是否为寒凉性质的疾病，应采用温热的治疗方法；要想辨明其是否为火热性质的疾病，应采用寒凉的治疗方法，用药物对其偏颇进行纠正，从而实现阴阳的平衡协调。

【注释】

①烛：照亮的意思。

三 风温、温热、温疫、温毒、冬温

【原文精选】

太阴之为病，脉不缓不紧而动①数，或两寸独大，尺肤热，头痛，微恶风寒，身热自汗，口渴，或不渴，而咳，午后热甚者，名曰温病。

【译文】

因温邪侵犯手太阴肺经而引发病变的主要表现特征为：脉象既不浮缓，

也不浮紧，而是躁动快速，或双手的寸部脉比关、尺部明显变大，并且明显有力，尺肤部发热，头会痛，会有比较轻微的怕风感觉和怕冷的感觉，整个身体会发热，有汗，口渴，但是，也可口不渴，咳嗽，午后的发热情况变得比较明显。该种类型的疾病被人们称为"温病"。

【注释】

①动：脉流动有力，脉象明显。

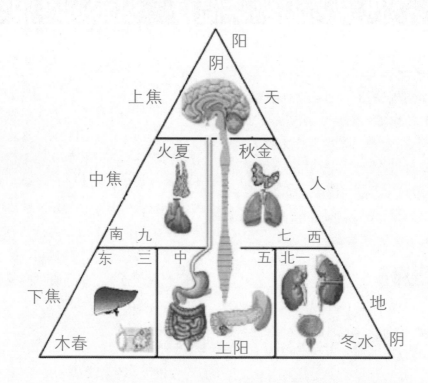

四 风温、温热、温疫、温毒、冬温

【原文精选】

太阴风温、温热、温疫、冬温，初①起恶风寒者，桂枝汤主之；但热不恶寒而渴者，辛凉平剂银翘散主之。温毒、暑温、湿温、温疟，不在此例。

【译文】

风温、温热、温疫和冬温这几种疾病，邪在手太阴肺经，初起的时候会有比较明显的怕风、怕冷感，可以采用桂枝汤进行治疗。仅发热，而无怕风、怕冷感，且口渴的，则可采用辛凉平剂银翘散进行对症治疗。而温毒、暑温、湿温和温疟等不在该范围内。

【注释】

①初：起初。

【主攻汤方】

◇桂枝汤方◇

桂枝汤治太阳风，芍药甘草姜枣同，
解肌发表调营卫，表虚自汗正宜用。

药材组成：桂枝（去皮）18克，芍药（炒）9克，甘草（炙）6克，生姜3片，大枣（去核）2枚。

功用主治：解肌发汗，调和营卫。治外感风寒，发热恶风，头痛项强，身痛有汗，鼻鸣干呕，苔白不渴，脉浮缓或浮弱。现用于感冒、流行性感冒等见上述症状者。

用法用量：以水700毫升，微火煮取300毫升，去渣。适寒温，服100毫升。

注意：服药期间，禁食生冷、黏滑、肉、面、五辛、酒酪、臭恶等物。表实无汗，表寒里热，及温病初起，见发热口渴者，均忌用。

方义备注：本方证属腠理不固，风寒外袭，营卫不和。治宜辛温解肌，调和营卫。方中桂枝散寒解肌为君；芍药敛阴和营为臣；生姜助桂枝解肌祛邪，大枣助芍药和里营，并为佐药；

甘草益气和中，调和诸药为使。配合成方，共奏解肌发汗，调和营卫之功。

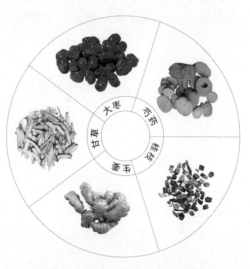

◇辛凉平剂银翘散方◇

银翘散主上焦病，竹叶荆蒡豉薄荷，
甘桔芦根凉解法，清疏风热煮无过。

药材组成：连翘、银花各30克，苦桔梗、薄荷、牛蒡子各18克，竹叶、芥穗各12克，甘草、淡豆豉各15克。

用法用量：将以上药物捣成粗末，每次用18克，用鲜苇根汤煎煮。等闻到药物散发的大量香气时，就可服用，不要长时间地煎煮，因为治疗肺经疾病的药物，应该取其轻清之气，煎煮时间过长，则药气就会散发，味厚则入中焦，而不易进入肺经。病情重的，4小时服一次，即白天服3次，夜间服1次。轻者6小时1服，白天2服；夜间服1次；病不解者，作再服。

加减化裁：胸膈闷者，加藿香9克、郁金9克护膻中；渴甚者，加花粉；

项肿咽痛者，加马勃、玄参，衄者，去芥穗、豆豉，加白茅根9克、侧柏炭9克、栀子炭9克；咳者，加杏仁利肺气；二、三日病犹在肺，热渐入里，加细生地、麦冬保津液；再不解或小便短者，加知母、黄芩、栀子之苦寒，与麦、地之甘寒，合化阴气，而治热淫所胜。

方义备注：方中金银花、连翘辛凉轻宣，透泄散邪，清热解毒为君；薄荷、牛蒡子辛凉散风清热，荆芥穗、淡豆豉辛散透表，解肌散风为臣；桔梗、甘草以清热解毒而利咽喉为佐；竹叶、芦根清热除烦，生津止渴为使。诸药相合，共成辛凉解肌，宣散风热，除烦利咽之功。

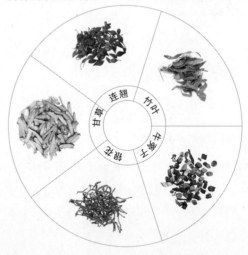

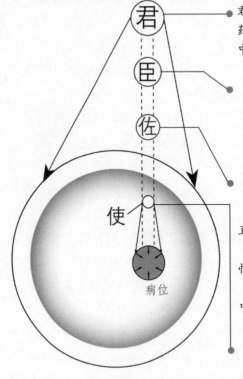

君药就是在治疗疾病时起主要作用的药。其药力居方中之首，用量也较多。在一个方剂中，君药是首要的、不可缺少的药物。

臣药有两种含义

1.辅助君药发挥治疗作用的药物。

2.针对兼病或兼证起治疗作用的药物。

佐药有三种含义

1.佐助药：协助君臣药加强治疗作用，或直接治疗次要兼证。

2.佐制药：消除或减缓君臣药的毒性和烈性。

3.反佐药：与君药性味相反而又能在治疗中起相成作用。

使药有两种含义

1.为引经药，将各药的药力引导至患病部位。

2.为调和药，调和各药的作用。

病位

五 风温、温热、温疫、温毒、冬温

【原文】

太阴温病，恶风寒，服桂枝汤已，恶寒解，余病不解者，银翘散主之。余证悉减①者，减其制。

【译文】

太阴温病，并且上条所说的风温、温热、温疫和冬温也被囊括其中，初起均有怕风、怕冷感。服了桂枝汤之后，怕风、怕冷感虽已被解除，但是仍有发热、口渴和咳嗽等症。这表明表寒已解，温邪外发，所以应禁用桂枝汤，应选用银翘散进行治疗。若发热和口渴的症状不明显，则该减轻银翘散内药物的剂量。

【注释】

①减：轻微。

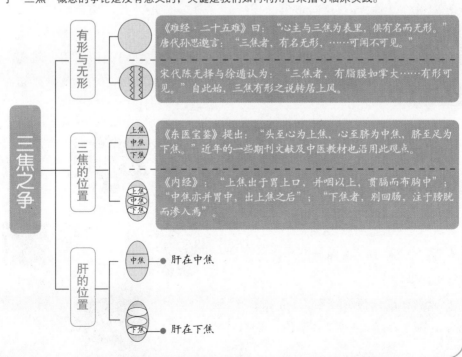

三焦之争

"三焦"是中医学中的一个重要概念，但是对"三焦"的概念至今仍有许多争论。实际上，中医学中的脏腑器官并不是现代解剖学中的脏器概念，而是指一组运动系统。所以，关于"三焦"概念的争论是没有意义的，关键是我们如何利用它来指导临床实践。

三焦之争

有形与无形
《难经·二十五难》曰："心主与三焦为表里，俱有名而无形。"唐代孙思邈言："三焦者，有名无形，……可闻不可见。"

宋代陈无择与徐遁认为："三焦者，有脂膜如掌大……有形可见。"自此始，三焦有形之说转居上风。

三焦的位置
《东医宝鉴》提出："头至心为上焦，心至脐为中焦，脐至足为下焦。"近年的一些期刊文献及中医教材也沿用此观点。

《内经》："上焦出于胃上口，并咽以上，贯膈而布胸中"；"中焦亦并胃中，出上焦之后"；"下焦者，别回肠，注于膀胱而渗入焉"。

肝的位置
中焦 ● 肝在中焦

下焦 ● 肝在下焦

六 风温、温热、温疫、温毒、冬温

【原文】

太阴风温，但咳，身不甚①热，微渴者，辛凉轻剂桑菊饮主之。

咳，热伤肺络也。身不甚热，病不重也。渴而微，热不甚也。恐病轻药重，故②另立轻剂方。

【译文】

风温，邪在手太阴肺经，症状是咳嗽，发热不明显，口微渴的，采用辛凉轻剂桑菊饮治疗比较适宜。

咳嗽的发生，是因为风热之邪客于肺经，肺络受伤，身热不甚，说明病情并不算严重，若有轻微的口渴症状，说明热势不重，津伤也不明显，若用银翘散，恐怕会导致辛凉过重，因此应制定作用比较轻的药剂才行。

【注释】

①甚：很。
②故：所以。

【主攻汤方】

桑菊饮

桑菊饮中桔杏翘，芦根甘草薄荷饶，
清疏肺卫轻宣剂，风温咳嗽服之消。

药材组成：杏仁、苦梗、苇根各6克，连翘4.5克，薄荷、甘草各2.4克，桑叶7.5克，菊花3克。

功用主治：疏风清热，宣肺止咳。治风温初起，咳嗽，身热不甚，口微渴，苔薄白，脉浮数者。

用法用量：用水400毫升，煮取200毫升，日二服。

加减化裁：二三日不解，气粗似喘，燥在气分者，加石膏、知母，舌绛，暮热甚燥，邪初入营，加玄参6克，犀角（水牛角代）3克；在血分者，去薄荷、苇根，加麦冬、细生地、玉竹、丹皮各6克；肺热甚，加黄芩，渴者，加花粉。

方义备注：方中桑叶、菊花疏风解表，宣透风热，桔梗、甘草、杏仁清咽利膈，止咳化痰，连翘清热解毒，苇根清热生津。配伍同用，共奏疏风清热，宣肺止咳之功。凡风温初起，见证如上所述者，可以用之。

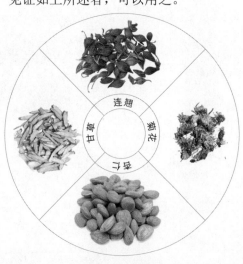

七 风温、温热、温疫、温毒、冬温

【原文】

太阴温病，脉浮洪，舌黄，渴甚，大汗，面赤①，恶热者，辛凉重剂白虎汤主之。

【译文】

切手太阴肺经的温病，若出现了这样的症状：脉象浮洪，舌苔呈黄色，口渴较甚，身上出大汗，面部红赤，身怕热等，那么可以采用辛凉重剂白虎汤来进行对症治疗。

【注释】

①赤：红。

【主攻汤方】

《辛凉重剂白虎汤方》

白虎汤清气分热，石膏知母草米协，阳明大汗兼烦渴，清热生津法最宜。

药材组成：石膏30克，知母9克，甘草3克，粳米6克。

功用主治：清热生津。阳明气分热盛。壮热面赤，烦渴引饮，汗出恶热，脉洪大有力，或滑数。

用法用量：水煎至米熟汤成，去渣温服。

方义备注：本方原为阳明经证的主方，后为治疗气分热盛的代表方。本证是由伤寒化热内传阳明经所致。里热炽盛，故壮热不恶寒；胃热津伤，故烦渴引饮；里热蒸腾、逼津外泄，则汗出；脉洪大有力为热盛于经所致。气分热盛，但未致阳明腑实，故不宜攻下；热盛津伤，又不能苦寒直折。方中石膏辛甘大寒，入肺胃二经，功善清解，透热出表，以除阳明气分之热，故为君药；知母苦寒质润，一助石膏清肺胃热，一滋阴润燥。佐以粳米、炙甘草益胃生津。

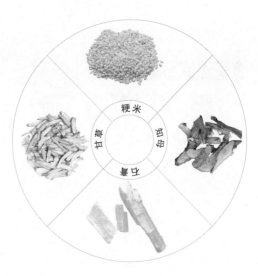

八 风温、温热、温疫、温毒、冬温

【原文】

太阴温病，脉浮大而芤①，汗大出，微喘，甚至鼻孔扇者，白虎加人参汤主之；脉若散大者，急用之，倍人参。

【译文】

手太阴肺经的温病，表现为脉浮大而中空。若身上出大汗，气喘轻微，且鼻翼扇动，那么应采用白虎加人参汤进行对症治疗；若脉散乱虚大，要急用且要对人参剂量加倍。

【注释】

①芤：脉象的一种，手指轻按觉粗大，稍用力便觉得空无力，如按葱管。

【主攻汤方】

《白虎加人参汤方》

热渴汗出兼气虚，白虎加参最相宜。

药材组成： 石膏30克，知母9克，甘草3克，粳米6克，人参9克。

功用主治： 清热、益气、生津。热病津气两伤证，症见高热烦渴、气短肢软、脉大无力、汗出、背微恶寒。

用法用量： 用水1升，煮米熟汤成，去渣。温水200毫升，一日三次。

方义备注： 本方可用于治疗暑病、急性热病。有报道本方合黄连阿胶汤治疗糖尿病有较好疗效。本方治疗口咽干燥症有良效，并对乙型脑炎、大叶性肺炎、小儿急性吐泻、带状疱疹等见气阴虚而发，热者都有较好疗效。

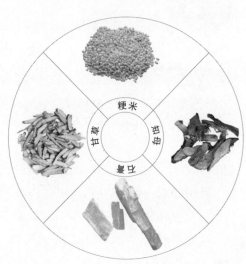

九 风温、温热、温疫、温毒、冬温

【原文】

白虎本为达①热出表，若其人脉浮弦而细者，不可与也；脉沉者，不可与也；不渴者，不可与也；汗不出者，不可与也；常须识此，勿令误②也。

【译文】

白虎汤所能起到的作用原本是透达气分的热邪从表而解，若患者的脉象浮、弦，或细，那么应禁用；若患者的脉沉，也不能用；若患者不口渴，也不能用；对于身热无汗的，也应禁用；做医生的，须充分认识到这一点，千万不可误用了白虎汤。

【注释】

①达：透达的意思。
②误：误用的意思。

十 风温、温热、温疫、温毒、冬温

【原文】

气血两燔，不可专治一边，故选用张景岳气血两治之玉女煎①。去牛膝者，牛膝趋下，不合太阴证之用。改熟地为细生地者，亦取其轻而不重，凉而不温之义，且细生地能发血中之表也。加玄参者。取其壮水制火，预防咽痛失血等证也。

【译文】

像手太阴肺经的温病，若气分邪热已经深入到了血分，就会引发气血两燔证。在邪热在气分和血分均旺盛的时候，不能仅治气分，也不能仅对治血分，其实适宜选用张景岳在《景岳全书》中所述的"玉女煎"。然而，采用此法在对治气血两燔证的时候，还应适量作加减化裁：也就是说，去掉方中的牛膝，因牛膝性质趋下，和病位在上焦的病症是相悖的；而原方中的熟地黄也必须改为细生地黄，这是因为熟地黄性温而重浊，和生地黄的性凉和清润是无法比拟的，善清血分之邪热。方中加用玄参，是由于玄参的作用是生津清热、壮水制火，配合于方中可起到这样的功效——预防咽喉疼痛、各种出血等病症的发生。

【注释】

①玉女煎：由石膏、熟地黄、麦冬、知母、牛膝组成，主治阴虚胃热诸证。

【主攻汤方】

《玉女煎去牛膝熟地》

《加细生地玄参方》

（辛凉合甘寒法）

太阴温病已非轻，气血燔时两不平。
玉女煎方原可变，石膏知母地玄冬。
牛膝趋下无从取，熟地偏温须易生。
咽病血伤虽未见，但防邪热入其营。

药材组成：生石膏30克，知母、玄参各12克，细生地黄、麦冬各18克。

功用主治：清气凉血。太阴温病，气血两燔。

用法用量：上药用水8杯，煎煮成3杯，分两次服用。药渣可以再加水煮取1杯服用。

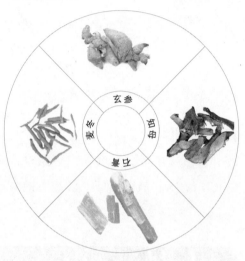

十一 风温、温热、温疫、温毒、冬温

【原文】

太阴温病，血从上溢①者，犀角地黄汤合银翘散主之。其中焦病者，以中焦法治之。若吐粉红血水者，死不治；血从上溢，脉七、八至以上，面反黑②者，死不治；可用清络育阴法。

【译文】

手太阴肺经的温病，热入血分迫血妄行，从而使得血液由上部溢出去，进而引发咯血、咳血、吐血和衄血等症的发生，应采用犀角（水牛角代）地黄汤同时配合银翘散进行对症治疗。

见到中焦证的表现，也就是按邪在中焦治疗。若患者吐出的血水是粉红色的，或血液从上部溢出，脉息超过了七八次，面色反而发黑者，则表明病情凶险，很难再救治了，可应用清热安络，养阴生津法进行对症治疗。

【注释】

①血从上溢：指的是咯血、吐血等。

②面反黑：热盛而脸红，今面黑者，火极似水，面部出现血液循环障碍，故预后不良。

【主攻汤方】

《犀角地黄汤合银翘散》

药材组成： 犀角（水牛角代）30克，生地24克，芍药12克，丹皮9克；连翘30克，银花30克，苦桔梗18克，薄荷18克，竹叶12克，生甘草15克，芥穗12克，淡豆豉15克，牛蒡子18克。

功用主治： 清热解毒，凉血散瘀。

方义备注： 已用过表药者，去豆豉、芥穗、薄荷。

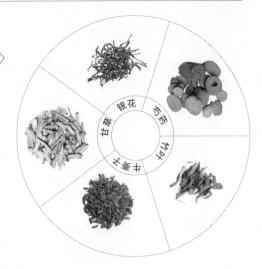

十二 风温、温热、温疫、温毒、冬温

【原文】

太阴温病，口渴甚者，雪梨浆沃①之；吐白沫黏滞不快者②，五汁饮沃之。

【译文】

手太阴肺经的温病，口渴程度比较厉害的，用雪梨浆滋养津液；口中有白沫并且黏稠，吐出不爽者，应采用五汁饮进行对症治疗。

【注释】

①沃：指的是滋养津液。

②吐白沫黏滞不快者：热邪煎熬津液所致。

【主攻汤方】

《雪梨浆方》

（甘冷法）

药材组成： 清香甘美大梨（削去皮）。

功用主治： 清热生津。治温热伤津，口渴甚者。

用法用量： 用大碗盛清冷甘泉，将

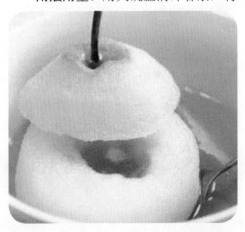

梨薄切，浸入水中，少顷，水必甘美。但频饮其水，勿食其滓。

炖温服。

功用主治：甘寒清热，生津止渴。对因高烧后津液过伤而引起的口渴较甚者，是理想的食疗饮汁。

《五汁饮方》

（甘寒法）

五汁饮子味甘甜，梨藕芦根荸荠鲜。
更取麦冬同捣滤，冷服热饮善驱痰。
又疗瘴疟阴先病，阳气独发热不寒。
即或微寒亦多热，舌干口渴亦能安。
温病后期肌肤燥，溲时茎痛燥咳兼。
暮热脉数面微赤，皆当饮用莫迟延。

药材组成：梨汁 30 克，荸荠汁、藕汁（或用蔗浆）各 20 克，麦冬汁 10 克，鲜芦根汁 25 克。

用法用量：取上五汁，临时斟酌多少，和匀凉服。不甚喜凉者，重汤

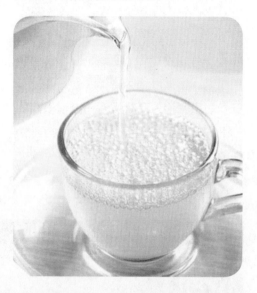

十三 风温、温热、温疫、温毒、冬温

【原文】

太阴病得之二三日，舌微黄，寸脉盛，心烦懊憹①，起卧不安，欲呕不得呕，无中焦证，栀子豉汤主之。

【译文】

手太阴肺经的温病，在两三天之后，舌苔稍微发黄，两寸部脉盛而有力，心烦意乱，睡起不安，想吐又吐不出，无中焦病变的，可以采用栀子豉汤对症治疗。

【注释】

①懊憹：指心中烦郁无奈，卧起不安。

【主攻汤方】

《栀子豉汤方》

（酸苦法）

栀豉汤治阳明表，虚烦懊憹此方好，
前症兼呕加生姜，若然少气加甘草，
又有栀子朴实汤，下后心烦腹满饱，
枳实栀豉劳复宜，食复再加大黄讨。

药材组成：栀子（捣碎，五枚），香豉 18 克（绵裹）。

功用主治：清热除烦。治发汗吐下后，余热郁于胸膈，身热懊憹，虚烦不得眠，胸脘痞闷，按之软而不痛，嘈杂似饥，但不欲食，舌质红，苔微黄，脉数。

用法用量：以水400毫升，先煮栀子，得250毫升，纳豉煮取150毫升，去渣，分为二服，温进一服，得吐，止后服。

方义备注：方中栀子味苦性寒，泄热除烦，降中有宣；香豉体轻气寒，升散调中，宜中有降。二药相合，共奏清热除烦之功。

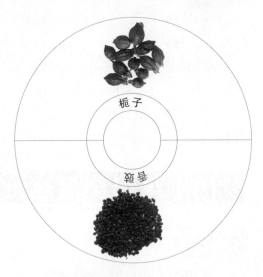

栀子

箪豆

十四 风温、温热、温疫、温毒、冬温

【原文】

太阴病得之二三日，心烦不安；痰涎壅盛，胸中痞塞欲呕者，无中焦证[1]，瓜蒂散主之，虚者加参芦。

【译文】

手太阴肺经的温病，在两三日过后，心烦不安，并且喉咙中痰涎很多，胸部感到痞闷阻塞，想呕吐，但是却无中焦病症，可以采用瓜蒂散对症治疗，对于体质虚弱的患者，可以添加参芦。

【注释】

①无中焦证：无中焦痞满燥实坚满诸证，强调邪在上焦。

【主攻汤方】

《瓜蒂散方》

（酸苦法）

瓜蒂散用赤豆研，散和豉汁不需煎，逐邪催吐效更速，宿食痰涎一并蠲。

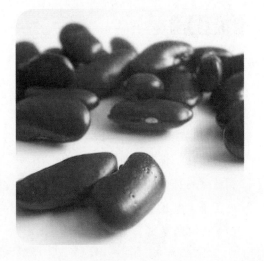

药材组成： 甜瓜蒂 3 克，赤小豆（研碎）、生山栀仁各 6 克。

功用主治： 涌吐痰涎。治瘟疫，痰涎留于上焦，胸膈满闷，心烦喜呕，欲吐不吐，腹不满，欲饮不能饮，欲食不能食。

用法用量： 上药用水 400 毫升，先煎瓜蒂、山栀，取 200 毫升，后入赤豆，煎至 160 毫升，先服 60 毫升，一时后不吐，再服尽；吐之未尽，烦满尚存者，再煎服。

方义备注： 虚者加人参芦 4.5 克。

十四 风温、温热、温疫、温毒、冬温

【原文】

太阴温病，寸脉大，舌绛而干①，法当渴，今反不渴者，热在营中也，清营汤去黄连主之。

【译文】

手太阴肺经的温病，如果出现寸脉大，舌质红绛而舌面干燥，按道理讲应该感到口渴，可是反而不渴的，这是由于邪热已进一步地深入到了营分，此时可以采用清营汤去黄连进行治疗。

【注释】

①干：干燥。

【主攻汤方】

《清营汤去黄连》

清营犀地元银麦，连翘丹黄竹叶心，
能疗烦渴目欠利，寐难舌赤暑厥阴；
更医暑痫忽痉厥，还治邪烧老幼身；
阳明温病舌黄燥，质绛不渴也当循；

寸大舌绛不渴者，除去黄连效更称。

药材组成： 犀角（水牛角代）9 克，生地 15 克，玄参 9 克，竹叶心 3 克，麦冬 9 克，银花 9 克，连翘（连心用）6 克，丹参 6 克。

功用主治： 清营透热，养阴活血。治温病邪热传营，身热夜甚，口渴或不渴，时有谵语，心烦不眠，或斑疹隐隐，舌绛而干，脉细数。

用法用量： 用水 1.6 升，煮取 600 毫升，每服 200 毫升，一日三次。

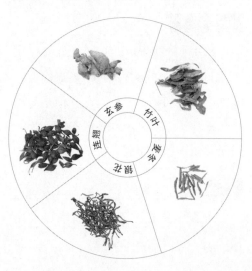

注意：舌苔白滑者，不可与之。

方义备注： 方中犀角（水牛角代）、生地清营凉血；银花、连翘、竹叶心清热解毒，并透热于外，使入营之邪透出气分而解；热壅血瘀，故少配丹参活血消瘀以散热；邪热伤阴，故用麦冬、玄参养阴生津。

十五 风温、温热、温疫、温毒、冬温

【原文】

太阴温病，不可发汗，发汗而汗不出者，必发斑疹，汗出过多者，必神昏谵语[1]。发斑者，化斑汤主之；发疹者，银翘散去豆豉，加细生地、丹皮、大青叶，倍玄参主之。禁升麻、柴胡、当归、防风、羌活、白芷、葛根、三春柳。神昏谵语者，清宫汤主之，牛黄丸、紫雪丹、局方至宝丹亦主之。

【译文】

手太阴肺经的温病，不可采用辛温发汗的治法，用辛温发汗而汗不出的，很有可能会引发斑疹，汗出过多的，还会出现神志昏蒙、语无伦次的情况。对于发斑的患者，应采用化斑汤对症治疗；对于发疹的患者，应采用银翘散去豆豉，再加细生地、丹皮和大青叶，加倍玄参的用量对症治疗。对于温病的斑疹，不可使用辛温药物比如升麻、柴胡、当归、防风、羌活、白芷、葛根、三春柳等。而对于出现神昏病症的患者，则应采用清宫汤进行治疗，而像安宫牛黄丸、紫雪丹、局方至宝丹其他的药物也可采用。

【注释】

[1]谵语：语无伦次。

【主攻汤方】

《化斑汤方》

化斑玄犀和白虎，凉血解毒燔热清。

药材组成： 石膏30克，知母12克，犀角（水牛角代）（水牛角代）6克，生甘草、玄参、白粳米各9克。

功用主治： 清热凉血，化斑解毒。治温病发热，汗出过多，神昏谵语，皮肤发斑者。

用法用量： 上药以水800毫升，煮取300毫升，日间分三次服，渣再煮取200毫升，夜一服。

方义备注： 此热淫于内，治以咸寒，佐以苦甘法也。前人悉用白虎汤作化斑汤者，以其为阳明证也。阳明主肌肉，斑家遍体皆赤，自内而外，故以石膏清肺胃之热，知母清金保肺而治阳明独胜之热，甘草清热解毒和中，粳米清胃热而保胃液，白粳米阳明燥金之岁谷也。本论独加玄参、犀角（水牛角代）者，以斑色正赤，木火太过，其变最速，但用白虎燥金之品，清肃上焦，恐不胜任，故加玄参启肾经之气，上交于肺，庶水天一气，上下循环，不致泉源暴绝也，犀角（水牛角代）咸寒，禀水木火相生之气，为灵异之兽，具阳刚之体，主治百毒蛊疰，邪鬼瘴气，取其咸寒，救肾水，以济心火，托斑外出，而又败毒辟瘟也；再病至发斑，不独在气分矣，故加二味凉血之品。

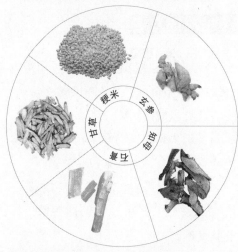

银翘散去豆豉加细生地 丹皮大青叶倍玄参方

药材组成： 连翘、银花各30克，苦桔梗、薄荷、牛蒡子各18克，竹叶、芥穗各12克，甘草15克；细生地12克，大青叶、丹皮各9克，玄参30克。

制法： 上杵为散。

功用主治： 清凉解肌，芳香透络。治太阴温病，发汗而汗不出，以致发疹者。

用法用量： 加苇根，水煎服。

方义备注： 温病发疹，为邪热郁于太阴，走窜血分，故用银翘散清凉解肌，芳香透络。去豆豉之辛温，加入甘寒凉血之生地、大青叶、丹皮，倍加玄参，以去血分之热，透疹外出。

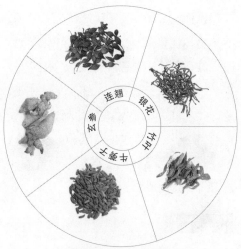

清宫汤方

清宫汤用五般心，邪入包络此堪清，
玄参莲心鲜竹叶，连翘犀角主宣经，
热痰竹沥兼梨汁，蒌壳痰清热亦清，
解毒人中金汁好，银葛荷叶治神昏。

药材组成： 玄参心9克，莲子心1.5克，竹叶卷心6克，连翘心6克，犀角（水牛角代）尖（磨，冲）6克，连心麦冬9克。

功用主治： 清心解毒，养阴生津。治温病，邪陷心包，发热，神昏谵语者。

用法用量： 水煎服。

加减化裁：痰热盛，加竹沥、梨汁各25毫升；咯痰不清，加瓜蒌皮4.5克；热毒盛，加金汁、人中黄；渐欲神昏，加银花9克、荷叶6克、石菖蒲3克。

方义备注：本方所治属太阴温病。方中犀角（水牛角代）、玄参清心解毒养阴为君；连翘、竹叶卷心以清心热为臣；莲子心、连心麦冬补养心肾之阴，共为佐使药。诸药合用，共成清热养阴之功。

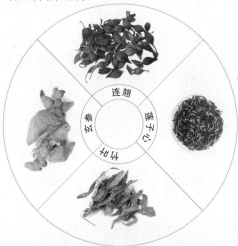

安宫牛黄丸方

安宫牛黄开窍方，芩连栀郁朱雄黄，犀角珍珠冰麝箔，热闭心包功效良。

药材组成：牛黄、郁金、犀角（水牛角代）、黄芩、黄连、雄黄、栀子、朱砂各30克，冰片、麝香各7.5克，珍珠15克，金箔为衣。

功用主治：清热解毒，镇惊开窍。用于神昏谵语；中风昏迷及脑炎、脑膜炎、脑出血、败血症见上述症候者。

用法用量：本药为蜜丸制剂，大丸重3克，小丸重1.5克，金箔为衣（现有不用者），蜡护。大丸口服每次1丸，小丸每次2丸，病重者每日2～3次。昏迷不能口服者，可用温开水化开，鼻饲给药。小儿酌减。

注意：本药含麝香，孕妇忌用。服药期间忌食辛辣厚味，以免助火生痰。

方义备注：方中以牛黄清热解毒，豁痰开窍，熄风止痉；犀角（水牛角代）咸寒，清营凉血，安神定惊；麝香芳香，通达经络，开窍醒神，共为主药。辅以黄芩、黄连、栀子苦寒泄降，泻火解毒以助牛黄、犀角（水牛角代）清泄心包之热；雄黄解毒豁痰；冰片、郁金通窍醒神，化痰开郁；朱砂、珍珠、金箔清心镇静安神，熄风止痉定惊，共为佐使药。诸药合用共收清热解毒、豁痰开窍之效，为治疗高热神昏、中风痰迷的要药。

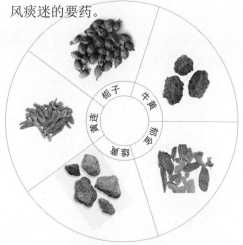

紫雪丹方

（从本事方去黄金）

紫雪犀羚朱朴硝，硝磁寒水滑和膏，

丁沉木射升玄草，更用赤金法亦超。

药材组成： 石膏、寒水石、磁石、滑石各 1500 克、犀角（水牛角代）屑、羚羊角屑、青木香、沉香、玄参、升麻各 500 克、甘草 240 克、朴硝 5000 克、硝石 930 克、麝香 38 克、朱砂 90 克、黄金 3000 克、丁香 30 克。

功用主治： 清热解毒、镇痉开窍。温热病，邪热内陷心包而致的高热烦躁、神昏谵语、痉厥、口渴唇焦，尿赤便闭，以及小儿热盛惊厥。

用法用量： 制成散剂，每服 0.9～1.5 克，每日 1～2 次，冷开水调下。

方义备注： 本方证乃因热邪炽盛，内陷心包所致。治以清热解痉为主。方中用石膏、滑石、寒水石甘寒清热，并用羚羊角清肝熄风以解痉厥，犀角（水牛角代）清心以解毒，麝香芳香以开心窍，以上各药均为方中主要部分。玄参、升麻、甘草清热解毒，玄参并能养阴生津、朱砂、磁石、黄金重镇安神、青木香、丁香、沉香行气

宣通，更用朴硝、硝石泄热散结，以上均为方中辅助部分。诸药合用，共奏清热解毒、熄风镇痉，开窍安神之效。

局方至宝丹方

至宝朱珀麝息香，雄玳犀角与牛黄；
金银两箔兼龙脑，开窍清热解毒良。

药材组成： 犀角（水牛角代）、朱砂（飞）、琥珀（研）、玳瑁各 30 克，牛黄、麝香各 5 克。

功用主治： 本方系开窍化浊、清热解毒剂。主治痰热内闭之症，用于昏厥而见痰盛气粗、舌红苔黄垢腻、脉滑数者，中暑、中恶突然昏倒、胸闷欲绝者，中风、小儿惊厥属痰热内闭者，癫证痰结气郁而化热者。西医诊断之脑血管意外、肝昏迷、乙脑和各种急性热病等出现神昏、抽搐者可用本剂。

用法用量： 口服：必要时化服 1 丸，每日 2 次。脉弱体虚者，人参汤化服；痰涎壅盛者可用生姜汁化服。

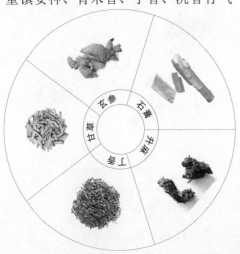

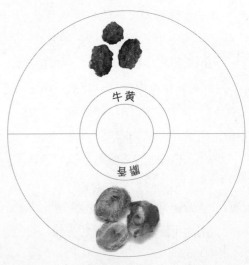

方义备注： 此方荟萃各种灵异，皆能补心体、通心用、除邪秽、解热结，共成拨乱反正之功。大抵安宫牛黄丸最凉，紫雪次之，至宝又次之，主治略同，而各有所长，临用对证斟酌可也。

十七 风温、温热、温疫、温毒、冬温

【原文精选】

邪入心包，舌蹇①肢厥，牛黄丸主之，紫雪丹亦主之。

【译文】

温病邪热内入心包，舌体运用不灵活，全身四肢逆冷的，可以采用安宫牛黄丸或紫雪丹进行对症治疗。

【注释】

①舌蹇：口吃、结巴。

【主攻汤方】

牛黄丸、紫雪丹方（并见前）。

十八 风温、温热、温疫、温毒、冬温

【原文】

温毒咽痛喉肿，耳前耳后肿，颊肿，面正赤，或喉不痛，但外肿，甚则耳聋，别名大头温、虾蟆温①者，普济消毒饮去柴胡、升麻主之，初起一二日，再去芩、连，三四日加之佳。

【译文】

温毒病，咽喉肿痛，耳朵的前前后后以及面颊部肿胀，脸面呈现红色，或咽喉不痛而只有外面肿胀，甚至还出现耳聋的病症，俗称"大头瘟""虾蟆瘟"，有普济消毒饮去柴胡、升麻进行对症治疗。在初起的一两天时间里，应当去黄芩、黄连，三四日后，应该加上黄芩、黄连。

【注释】

①大头温、虾蟆温：其病较痄腮严重，因腮、项、咽喉、头面皆肿。头大如斗，或如虾蟆，所以称为"大头温""虾蟆温"。

【主攻汤方】

《普济消毒饮去升
《麻柴胡黄芩黄连方》

普济消毒蒡芩连，甘桔蓝根勃翘玄；
升柴陈薄僵蚕入，大头瘟毒服之痊。

药材组成： 连翘、玄参、银花各30克，薄荷、荆芥穗各9克，马勃12克，牛蒡子18克，僵蚕、板蓝根、甘草各15克，苦桔梗30克。

功用主治： 清热解毒，疏风散邪。主治大头瘟。恶寒发热，头面红肿灼痛，目不能开，咽喉不利，舌燥口渴，舌红苔白兼黄，脉浮数有力。

用法用量： 上药一起研成细末，每次用18克，病重的用24克。用的时候以鲜芦根先煎成汤，再加上药放入煎，去渣服下，约每4小时服1次，病重的可以每2小时服一次。

方义备注： 本方主治大头瘟（原书称大头天行），乃感受风热疫毒之邪，壅于上焦，发于头面所致。风热疫毒上攻头面，气血壅滞，乃至头面红肿热痛，甚则目不能开；温毒壅滞咽喉，则咽喉红肿而痛；里热炽盛，津液被灼，则口渴；初起风热时毒侵袭肌表，卫阳被郁，正邪相争，故恶寒发热；舌苔黄燥，脉数有力均为里热炽盛之象。疫毒宜清解，风热宜疏散，病位在上宜因势利导。疏散上焦之风热，清解上焦之疫毒，故法当解毒散邪兼施而以清热解毒为主。方中牛蒡子、连翘、薄荷、僵蚕辛凉疏散头面风热。玄参、马勃、板蓝根有加强清热解毒之功；配甘草、桔梗以清利咽喉；陈皮理气疏壅，以散邪热郁结。诸药配伍，共收清热解毒，疏散风热之功。

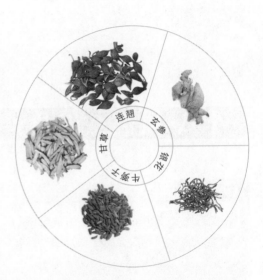

十九 风温、温热、温疫、温毒、冬温

【原文】

温毒外肿，水仙膏主之，并主一切痈疮[1]。

【译文】

温毒病，耳朵的前前后后以及颊部肿的，可以采用水仙膏进行治疗。本方还可治疗别的各种类型的痈疮肿痛。

【注释】

[1]一切痈疮：各种类型的痈疮肿痛。

【主攻汤方】

《水仙膏方》

药材组成： 水仙花根不拘多少。

制法： 上药剥去老赤皮与根须，入石臼捣如膏。

功用主治： 治湿毒外肿，一切痈疮。

用法用量： 敷肿处，中留一孔出热气，干则易之，以肌肤上生黍米大小黄疮为度。

方义备注： 此物鲜者平时难得，干则力缓，须存放阴湿处，不可入土，以备急用。

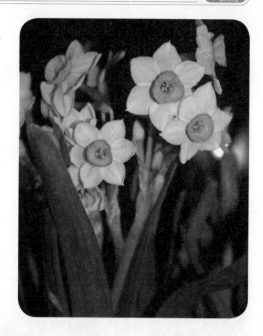

二十 风温、温热、温疫、温毒、冬温

【原文】

温毒敷①水仙膏后，皮间有小黄疮如黍米者，不可再敷水仙膏，过敷则痛甚而烂，三黄二香散主之。

三黄取其峻泻诸火，而不烂皮肤，二香透络中余热而定痛②。

【译文】

温毒病在采用外敷水仙膏的治疗方法后，若患者的皮肤上出现了如小米粒大小的黄疮，则禁止再敷水仙膏。由于水仙膏敷得太过以后，就会使局部的皮肤发生疼痛和溃烂。这个时候可以采用三黄二香散进行外敷。

三黄二香散中用三黄主要是通过苦寒之性而起到清火解毒的作用，与此同时，苦寒也可燥湿而使皮肤不会溃烂。乳香、没药这二香能够起到透散络中邪热的作用，同时还有止痛疗效。

【注释】

①敷：外敷。

②定痛：止痛。

【主攻汤方】

《三黄二香散方》

（苦辛芳香法）

三黄二香散谁传？乳没将军又柏连。

茶水香油先后敷，宜时应以水仙穿。

药材组成： 黄连、黄柏、生大黄

各 30 克，乳香、没药各 15 克。

用法用量： 以上各药都研为极细的粉末备用。开始时可用细茶泡的水调敷患处，如干后，再重新换药。也可再用香油调敷。

功用主治： 消散。主治带状疱疹、颜面丹毒，流行性腮腺炎等疾病。

方义备注： 本方用黄连、黄柏、生大黄泻火解毒，用乳香、没药活血散瘀，消肿止痛，全方具有清火解毒、消肿止痛等作用。

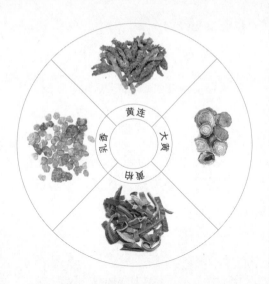

二十一 风温、温热、温疫、温毒、冬温

【原文】

温毒神昏[①]谵语者，先与安宫牛黄丸、紫雪丹之属，继以清宫汤。

【译文】

温毒病神志恍惚，语无伦次，应先采用安宫牛黄丸、紫雪丹这些类别的药，再用清宫汤进行治疗。

【注释】

①神昏：神志不清。

【主攻汤方】

安宫牛黄丸、紫雪丹、清宫汤（方法并见前）。

二十二 暑温

【原文】

形似[①]伤寒，但右脉洪大而数，左脉反小于右，口渴甚，面赤，汗大出者，名曰暑温，在手太阴，白虎汤主之；脉芤甚者，白虎加人参汤主之。

【译文】

初起的时候，与伤寒而有头痛、身痛、发热恶寒等症相类似。但是，脉象右手洪大而数，左手反而不如右手，口渴较甚，面部红赤，出大汗。

这称为暑温病,手太阴肺是其病位,应采用白虎汤进行对症治疗。若脉象是明显的芤象,则应该采用白虎加人参汤进行对症治疗。

【注释】

①似:类似。

【主攻汤方】

白虎汤、白虎加人参汤方(并见前)。

二十三 暑温

【原文】

《金匮》谓太阳中暍①,发热恶寒,身重而疼痛,其脉弦细芤迟,小便已,洒然毛耸②,手足逆冷,小有劳,身即热,口开前板齿燥,若发其汗,则恶寒甚,加温针③,则发热甚,数下,则淋甚,可与东垣清暑益气汤。

【译文】

在《金匮要略》中说,太阳中暍的主要临床症候如下:发热恶寒,身体不仅沉重而且感到疼痛,脉表现为弦细或芤迟,小便后全身会发冷且汗毛耸起,四肢逆冷,轻轻一劳动,就会感到全身发热,张口呼吸,门齿燥。对此,若使用辛温发汗药物,那么恶寒的情况就会更加严重,反复地用攻下的方法,就会使小便频数短涩,如同淋证。正确的做法是,可以采用李东垣的清暑益气汤进行对症治疗。

【注释】

①中暍:中暑。

②洒然毛耸:洒然,形容寒栗感。毛耸,形容毫毛耸起。

③温针:指的是古时候的一种针法,类似于现代的"火针",或如针上加灸。

【主攻汤方】

《清暑益气汤方》

(辛甘化阳、酸甘化阴两法的复合治法)

清暑益气药拾柒,升葛芪姜冬柏执。
曲泽青陈参归枣,二术五味草煎汁。
发热恶寒身重病,中暍脉弦细芤迟。
气弱肢冷前齿燥,汗下温针不可施。

药材组成:黄芪、黄柏、青皮、炙甘草、神曲、人参、陈皮、泽泻各3克,麦冬6克,白术、苍术各4.5克,升麻、葛根各0.9克,当归2.1克,五味子2.4克,生姜2片,大枣2个。

功用主治：清暑化湿，益气生津。治平素气阴俱虚，又感暑湿，或暑湿耗伤气阴，身热而烦，四肢困倦，精神短少，胸满气促，肢体沉痛，口渴自汗，大便溏薄，小便短赤，苔腻，脉虚。

用法用量：上药用水300毫升，煎至150毫升，去渣，空腹时温服。

加减化裁：脾胃不足者，少用升麻，少加柴胡；中满者，去甘草；咳甚者，去人参；口咽干者，加干葛；汗少者，黄芪减1.5克；心下痞者，少加黄连。

方义备注：方中人参、黄芪益气固表，苍术、白术健脾燥湿；黄柏、麦冬、五味子泻火生津，陈皮、青皮、泽泻理气渗湿；当归养血和阴；升麻、葛根解肌升清；甘草和中。配合成方，共奏清暑化湿，益气生津之功。

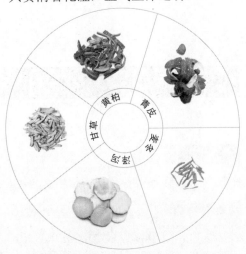

二十四 暑温

【原文】

证如上条，指形似伤寒，右脉洪大①，左手反小，面赤口渴而言。但以汗不能自出，表实为异，故用香薷饮发暑邪之表也。

【译文】

"证如上条"指的就是前面第二十条所载，形如伤寒，右脉洪大而数，右手脉大于左手，面部颜色呈现红赤，口渴想喝水饮等症来讲。然而由于汗不能自出，属表实证，因此应该用新加香薷饮内清暑湿而外散表寒，这样就可以使暑湿之邪从表而解。

【注释】

①右脉洪大：右脉洪大而数。

【主攻汤方】

《新加香薷饮方》

（辛温复辛凉法）

新加香薷朴银翘，扁豆鲜花一齐熬，
暑温口渴汗不出，清热化湿又解表。

药材组成：香薷、厚朴、连翘各6克，银花、鲜扁豆花各9克。

功用主治：祛暑清热，化湿解毒。治暑温初起，夏感寒邪，恶寒发热，身重酸痛，面赤口渴，胸闷不舒，汗不出，舌苔白腻，脉浮而数者。

用法用量：水1升，煮取400毫升，先服200毫升，得汗止后服，不汗再服，服尽不汗，再作服。

方义备注：本方即《局方》香薷散加银花、连翘，改扁豆为扁豆花而成。方中香薷发汗解表，祛暑化湿；鲜扁豆花、银花、连翘辛凉透达，涤暑清热；厚朴与香薷相合，化湿除满而解胸闷。全方辛温与辛凉相合，用之于暑夹寒邪之症，颇为适宜。

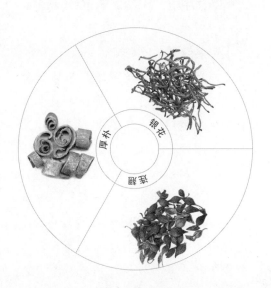

厚朴　银花　连翘

二十五 暑温

【原文】

手太阴暑温，服香薷饮，微得汗①，不可再服香薷饮重伤其表，暑必伤气，最令表虚②，虽有余证，知在何经，以法治之。

【译文】

手太阴暑温病，患者在服用香薷饮后，身上会稍微有点汗，此时不能再服用香薷饮，重复损伤其表气。由于暑邪原本就易伤气，容易造成表虚不固的现象发生。因此，暑病得汗后，尽管还有别的症状，可以按照病症属何经病变而采用正确的治疗方法。

【注释】

①微得汗：身上微微汗出。

②最令表虚：易致表虚不固。

【主攻汤方】

◀ 香薷饮 ▶

三物香薷豆朴先，若云热盛益黄连，
或加苓草名五物，更益木瓜六味全，
再合参芪陈白术，又名十味内伤疼。

药材组成：香薷10克，厚朴5克，白扁豆5克（或加白糖适量）。

制法：将香薷、厚朴剪碎，白扁豆炒黄捣碎，放入保温杯中，以沸水冲泡，盖严温浸1小时。

功能主治：解表清暑，健脾利湿。适用于夏季感冒，夹暑湿证。

用法用量：代茶频饮。

方义备注：本方所治为夏月乘凉饮冷，外感风寒，内伤暑湿所致的阴暑证。夏月感寒，邪滞肌表，则见恶寒发热，无汗，头身疼痛等风寒表实证；夏月喜冷饮，湿伤脾胃，气机不畅，则胸闷泛恶，腹痛泄泻。舌苔白腻则是寒湿之候，治之以外散肌表之寒邪，内化脾胃之湿滞。香薷辛温芳香，可解表除寒，祛暑化湿，是夏月解表之要药。（故香薷又称"夏月麻黄"）

厚朴行气除满，内化湿滞，为臣药。又用白扁豆健脾和中，祛湿消暑，为佐药。加入少许酒同煎，意在增强散寒通经之力。

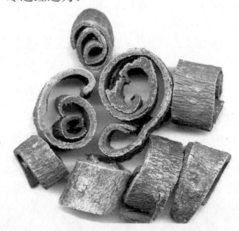

二十六 暑温

【原文】

手太阴暑温，或已经发汗①，或未发汗，而汗不止，烦渴而喘，脉洪大有力者，白虎汤主之；脉洪大而芤者，白虎加人参汤主之；身重者，湿也，白虎加苍术汤主之；汗多，脉散大，喘喝欲脱者②，生脉散主之。

【译文】

手太阴暑温病，或已采用了辛温发汗药，或还没有采用辛温发汗药，而患者人还在不停地出汗，心烦口渴，呼吸表现为粗大且喘，脉象洪大有力的，在治疗方面应采用白虎汤；脉洪

大而中空呈芤象的，治疗时应采用白虎加人参汤；身体困重，是兼挟湿邪，应该采用白虎加苍术汤进行治疗；汗多不止，脉象散大无力，喝喝而喘的，治疗时应该采用生脉散。

【注释】

①已经发汗：已经用过辛温发汗药。

②喘喝欲脱者：喝喝而喘的。

【主攻汤方】

《生脉散方》

（酸甘化阴法）

生脉麦味与人参，保肺生津又提神；

气少汗多兼口渴，病危脉绝急煎斟。

药材组成： 人参9克，麦冬（不去芯）6克，五味子3克。

功用主治： 补肺益气，养阴生津。治热伤气阴，肢体倦怠，气短懒言，汗多口渴，咽干舌燥，脉微；久咳肺虚，气阴两伤，干咳少痰，短气自汗，脉虚者。现用于中暑、小儿夏季热、功能性低热及其他发热性疾病而见气阴两伤者。此外，还用于心力衰竭，休克等危急病症。

用法用量： 上药用水3杯，煎煮成2杯，分2次服。药渣还可加水煎服。如服药后，脉象仍然散大无力者，可再用上方煎服，直到脉象收敛为止。

方义备注： 方中人参补肺气，生津液，为君；麦门冬养阴清肺而生津，为臣；五味子敛肺止渴、止汗，为佐。三药合用，共成补肺益气，养阴生津之功。

白虎加苍术汤方

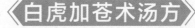

湿温身重汗出多，白虎汤方加苍术。

药材组成： 知母180克，甘草（炙）60克，石膏500克，苍术90克，粳米90克。

制法： 上锉如麻豆大。

功用主治： 清热祛湿。湿温病，身热胸痞，多汗，舌红苔白腻。现用于风湿热、夏季热等。

用法用量： 每服15克，用水250毫升，煎至200毫升，去渣，温服。

方义备注： 知母气味苦寒，入足阳明；甘草气味甘平，入足太阴；石膏气味辛寒，入手太阴、足阳明；苍术气味苦辛温，入足太阴；白粳米气味甘平，入手足太阴。此治暑湿相搏而为湿温病者。以苦寒、辛寒之药清其暑；以辛温雄烈之药燥其湿，而以甘平之药缓其中，则贼邪，正邪皆却，病自安矣。

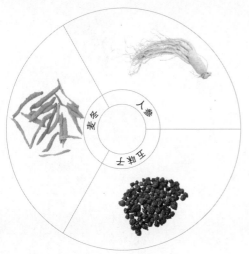

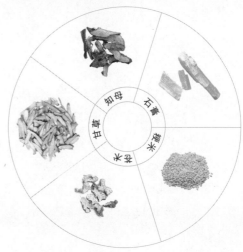

二十七 暑温

【原文】

手太阴暑温，发汗后，暑证悉①但头微胀，目不了了，余邪不解者，清络饮主之，邪不解而入中下焦者，以中下法治之。

【译文】

手太阴暑温病用香薷饮发汗后，很大程度地消除了暑病的症状，只会感到头部微胀、视物不清，这其实表明暑热余邪未解，可用清络饮治疗。病邪未解而出现中下焦症状的患者，则应根据治疗中下焦病症的方法进行对症治疗。

【注释】

①暑证悉减：暑病的症状大部分已经消除。

【主攻汤方】

《清络饮方》

（辛凉芳香法）

清络饮用荷叶边，竹丝银扁翠衣添，鲜用辛凉轻清剂，暑伤肺络服之痊。

药材组成：鲜荷叶边、鲜银花、西瓜翠衣、丝瓜皮、鲜竹叶芯各6克，鲜扁豆花1枝。

功用主治：清透暑热。治暑温经发汗后，暑证悉减，但头微胀，目不了了，余邪未解者；或暑伤肺经气分之轻证。

用法用量：用水400毫升，煮取200毫升，日二服。或煎汤代茶，预防暑病。

注意事项：本方甘凉气清走上，对暑热挟湿，暑湿下注者不宜使用。

现代运用：主要用于夏月中暑、小而夏季热等属于暑伤气分轻症者。

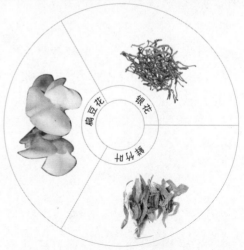

《鲜竹叶饮》

药材组成：鲜竹叶心6克。

功用主治：清头热，治头昏。《重庆草药》："叶心：代茶饮，解烦热，止烦渴，对肠胃燥结、热泻、坠胀、小便黄痛等症初起有效。"《草木便方》："叶：治热淋、尿血。"

用法用量： 水二杯，煮取一杯，日二服。凡暑伤肺经气分之轻证皆可用之。

注意： 无实火、湿热者慎服，体虚有寒者禁服。

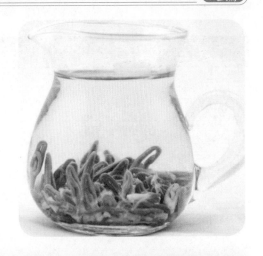

二十八 暑温

【原文】

手太阴暑温，但咳无痰，咳声清高者[①]，清络饮加甘草、桔梗、甜杏仁、麦冬、知母主之。

【译文】

暑温手太阴病症，但只是干咳却没有出现痰，咳声清亮而高亢的，则可以采用清络饮加甘草、桔梗、甜杏仁、麦冬和知母进行对症治疗。

【注释】

①咳声清高者：咳声清亮而高亢的。

【主攻汤方】

《清络饮加甘桔甜杏仁麦》
《冬知母方》

药材组成： 鲜荷叶边、鲜银花、西瓜翠衣、丝瓜皮、鲜竹叶心、桔梗、甜杏仁、知母各6克，麦冬9克，甘草3克，鲜扁豆花1枝。

功用主治： 清肺热，利肺气，保肺阴。治手太阴暑湿，但咳无痰，咳声清高者。

用法用量： 水煎服。

方义备注： 清肺络中无形之热，加甘、桔开提，甜杏仁利肺而不伤气，麦冬、知母保肺阴而制火也。

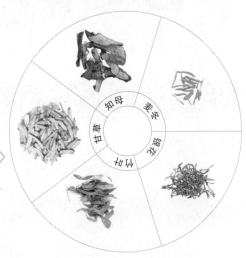

二十九 暑温

【原文】

两太阴暑温①，咳而且嗽，咳声重浊，痰多不甚渴，渴不多饮者，小半夏加茯苓汤再加厚朴、杏仁主之。

【译文】

两太阴暑温病，不仅咳而且嗽，并且咳的声音重浊不清，多痰而口却不甚渴，虽渴但不想多饮的时候，则可采用小半夏加茯苓汤加厚朴和杏仁进行对症治疗。

【注释】

①温：温病。

【主攻汤方】

《小半夏加茯苓汤》
《再加厚朴杏仁方》

（辛温淡法）

药材组成： 半夏24克，茯苓块18克，厚朴9克，生姜15克，杏仁9克。

功用主治： 治咳而且嗽，咳声重浊。

用法用量： 水八杯，煮取三杯，温服，一日三次。

方义备注： 以小半夏加茯苓汤，蠲饮和中；再加厚朴、杏仁，利肺泻湿，预夺其喘满之路；水用甘澜，取其走而不守也。

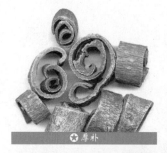

★厚朴　★杏仁

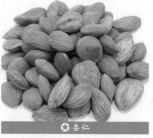

★生姜

三十 暑温

【原文】

脉虚①，夜寐不安，烦渴，舌赤，时有谵语，目常开不闭，或喜闭不开，暑入手厥阴也。手厥阴暑温，清营汤主之；舌白滑者②，不可与也。

【译文】

脉象虚弱，在晚上的时候睡卧不安，心烦口渴，并且舌的颜色为赤红色，有的时候还语无伦次，两目或是常睁开不闭，或是常闭而不睁开，其实这表明暑邪已经深入心包经。对于手厥阴暑温，则应采用清营汤进行对症治疗，但若出现了舌苔白腻而滑，则应禁用。

【注释】

①脉虚：脉象虚弱。

②舌白滑者：舌苔白腻而滑的。

【主攻汤方】

《清营汤》

（咸寒苦甘法）

清营汤治热传营，身热烦渴眠不宁，
犀地银翘玄连竹，丹麦清热更护阴。

药材组成：犀角（水牛角代）、麦冬、玄参、银花各9克，生地15克，竹叶芯3克，黄连4.5克，连翘（连芯一起用）、丹参各6克。

功用主治：清营透热，养阴活血。治温病邪热传营，身热夜甚，口渴或不渴，时有谵语，心烦不眠，或斑疹隐隐，舌绛而干，脉细数。

用法用量：用水1.6升，煮取600毫升，每服200毫升，一日三次。

注意：舌苔白滑者，不可与之。

加减化裁：若寸脉大，舌干较甚者，可去黄连，以免苦燥伤阴；若热

陷心包而窍闭神昏者，可与安宫牛黄丸或至宝丹合用以清心开窍；若营热动风而见痉厥抽搐者，可配用紫雪，或酌加羚羊角、钩藤、地龙以熄风止痉；若兼热痰，可加竹沥、天竺黄、川贝母之属，清热涤痰；营热多系由气分传入，如气分热邪犹盛，可重用银花、连翘、黄连，或更加石膏、知母，及大青叶、板蓝根、贯众之属，增强清热解毒之力。

方义备注：方中犀角（水牛角代）、生地清营凉血；银花、连翘、黄连、竹叶心清热解毒，并透热于外，使入营之邪透出气分而解；热壅血瘀，故少配丹参活血消瘀以散热；邪热伤阴，故用麦冬、玄参养阴生津。

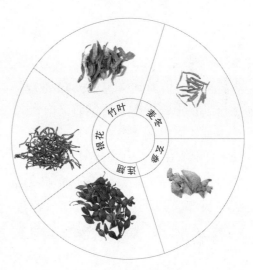

——— 33 ———

三十一 暑温

【原文】

手厥阴暑温，身热不恶寒，清神不了了，时时谵语者①，安宫牛黄丸主之，紫雪丹亦主之。

【译文】

手厥阴暑温病，身体发热却不恶寒，神志昏迷，嘴里还不住地说胡话，此时应用安宫牛黄丸或紫雪丹进行对症治疗。

【注释】

①清神不了了，时时谵语者：神志不清，不时地说胡话者。

【主攻汤方】

安宫牛黄丸、紫雪丹（并见前）。

三十二 暑温

【原文】

寒热，热伤于表①也；舌白不渴，湿伤于里也；皆在气分，而又吐血，是表里气血俱病，岂非暑瘵重证乎？此证纯清则碍虚，纯补则碍②邪，故以清络饮清血络中之热，而不犯手；加杏仁利气，气为血帅故也；薏苡仁、滑石，利在里之湿，冀邪退气宁而血可止也。

【译文】

"发热恶寒"其实是暑热伤于卫表的症状：一方面舌苔白腻而口不渴，属湿邪内阻的表现。另一方面均为气分证，但又见到吐血，即为表里气血俱病了。难道不是暑瘵重证吗？针对如何治疗本证的问题，如果单纯地清热，会使正气更虚，如果单纯地补虚，又会影响到祛邪，因此用清络饮清血络中的邪热，这样也符合手太阴病变的治疗原则，方中添加杏仁所起的作用是宣肺利气，这是由于气为血帅；方中添加薏苡仁、滑石，主要是为了淡渗利湿，希望病邪退去气机安宁而使血止。

【注释】

①表：卫表。

②碍：影响。

【主攻汤方】

《清络饮加杏仁

薏苡仁滑石汤方》

药材组成： 鲜荷叶边、鲜银花、西瓜翠衣、丝瓜皮、鲜竹叶心、杏仁各6克，滑石末、薏苡仁各9克，鲜扁豆花1枝。

功用主治： 清透络热，利气化湿。治暑瘵，寒热，舌白不渴，吐血者。

用法用量： 用水400毫升，煮取200毫升，一日二服。

方义备注： 以清络饮清血络中之热，符合肺经的治疗原则；加杏仁利气，气为血帅故也；薏苡仁、滑石，利在里之湿，冀邪退气宁而血可止也。

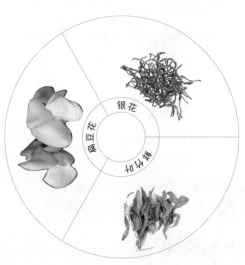

气机变化	对人体的影响
气机上逆	暴怒时气机上逆，严重者会呕血及泻下没有消化的食物。
气缓	喜则营卫之气运行通畅，但过喜可使心气涣散。
气消	过悲则心系拘急，肺叶举，上焦不通，营卫之气不散，热留于内而正气耗于外。
气下	大恐伤肾，肾精受损。上闭塞不通，下气无法上行，致使下部胀满。
气收、气泄	逢寒则肌肤腠理闭塞，营卫之气不能畅流，是为气收；受热则汗孔开，营卫之气随汗液而出，是为气泄。
气乱	大惊则心无依附，心神无归宿，心中疑虑不定。
气耗	过劳则气喘出汗，耗损体内和体表之气。
气结	久思则心气凝聚，心神归于一处，正气瘀滞而运行不畅。

三十三 暑温

【原文】

小儿之阴，更虚于大人①，况暑月乎！一得暑温，不移时有过卫入营者，盖小儿之脏腑薄也。血络受火邪逼迫，火极而内风生，别名急惊，混与发散消导，死不旋踵，唯以清营汤清营分之热而保津液，使液充阳和，自然汗出而解，断断不可发汗也。可少与紫雪丹者，清包络之热而开内窍也。

【译文】

小儿的阴气与成人的阴气相比更虚，况且又是在暑季，一旦患上了暑温，也许就会很快越过卫分而进入营分，这是由于小儿的脏腑非常娇嫩，营血分热邪亢盛，热极生风，人们常常称这种病症为"急惊风"。针对这种情况，若乱用了发散风寒和消导积滞的治疗方法，那么也许会马上死亡。也只有用清营汤来清营分中的邪热，对阴液进行保护和充长，使阳气调和，才能自然地通过汗出而使病邪得解，但是千万不能发汗，不过可以给患者服用小量的紫雪丹，以清心包的邪热，进而开窍息风。

【注释】

①大人：成人。

【主攻汤方】

清营汤、紫雪丹（并见前）。

三十四 暑温

【原文】

大人暑痫，亦同上法。热初入营①，肝风内动，手足瘛疭，可于清营汤中，加钩藤、丹皮、羚羊角。

【译文】

成人若患上了暑痫，也可用上条所述的方法进行治疗。如果热邪只是初入营分，肝风内动，手足表现抽搐，便可在清营汤中另外再加入钩藤、丹皮和羚羊角这三味药。

【注释】

①热初入营：热邪初入营分。

【主攻汤方】

清营汤、紫雪丹（并见前）。

三十五 伏暑

【原文】

暑兼湿热，偏于暑之热者为暑温，多手太阴证而宜清；偏于暑之湿者为湿温，多足太阴证而宜温；温热平等者两解之。各宜分晓①，不可混②也。

【译文】

暑邪同时兼有湿热的性质，若偏重于热即为暑温，大部分实际表现在手太阴肺经热盛的证候，此时宜用清法进行治疗；若偏重于湿即为湿温，大部分实际表现为足太阴脾经湿盛的证候，此时宜用温燥祛湿法进行治疗；若湿热并重，则可以同时用清热化湿的治疗方法。总而言之，必须分辨清楚才是，绝对不可以混淆。

【注释】

①各宜分晓：应该分辨清楚。

②混：混淆的意思。

三十六 伏暑

【原文】

长夏①受暑，过夏而发者，名曰伏暑。霜未降而发者少轻，霜既降而发者则重，冬日发者尤重，子、午、丑、未之年为多也。

【译文】

如果在长夏季节感受了暑邪，在当时并没有发病，可是待夏天过后才发病，人们称这种病症为伏暑。如果在霜降前发病的，病情不严重、较轻；如果在霜降后发病的，病情就比较严重了；而到了冬季的时候才发病的，病情会更加的严重。通常情况下，本病在子、午、丑、未的年份比较多见。

【注释】

①长夏：农历六月，一般指夏秋之交的季节。

三十七 伏暑

【原文】

头痛恶寒，与伤寒无异；面赤烦渴，则非伤寒矣，然犹似伤寒阳明证；若脉濡而数，则断断非伤寒矣。盖寒脉紧，风脉缓，暑脉弱，濡则弱之象，弱即濡之体也。濡即离中虚①，火之象也；紧即坎中满②，水之象也。火之性热，水之性寒，象各不同，性则迥异，何世人悉以伏暑作伤寒治，而用足六经羌、葛、柴、芩，每每杀人哉！象各不同，性则迥异，故曰虽在冬月，定其非伤寒而为伏暑也。冬月尤为伏暑，秋日可知。伏暑之与伤寒，犹男女之别，一则外实中虚，一则外虚中实，岂可混哉！

【译文】

头痛恶寒，和伤寒太阳病没有什么区别，而颜面红赤，心烦口渴，并非伤寒病。但是，仍与伤寒阳明证类似；若脉濡而数，就一定不是伤寒病。伤寒见紧脉，中风是缓脉，暑病见弱脉，濡脉属于弱脉之类，因此说濡脉的本体是弱脉。根据八卦理论，离中虚的表现之一为濡脉，濡脉属火象，而紧脉是坎中满的象征，属水象。从性质方面而言，火属热，水属寒，卦象不一样，性质方面也会存在不小的差异，无奈世人都将伏暑当作伤寒治疗，用治疗伤寒足太阳膀胱经的羌活、葛根、柴胡和黄芩，往往会伤害到人的性命。刚刚说过，卦象不一样，性质差别会很大，因此，尽管发病的季节在冬天，仍认为它并非伤寒而是伏暑。既然发于冬季的尚且定为伏暑，那么发于秋天的就更不用说什么了。伏暑与伤寒如同男性与女性，伏暑属外实内虚，而伤寒则是外虚内实，万万不可混淆这两者。

【注释】

①离中虚：离，《易经》卦名。离卦外阳内阴故称"中虚"。

②坎中满：坎，《易经》卦名，坎卦外阴内阳故称"中满"。

三十八 伏暑

【原文】

太阴伏暑，舌①白口渴，无汗者，银翘散去牛蒡、玄参加杏仁、滑石主之。此邪在气分而表实之证也。

【译文】

表现如上条所说症候的手太阴伏暑病，比如舌苔颜色发白，口渴，无汗的，则应采用银翘散去掉牛蒡子、玄参，加杏仁和滑石进行对症治疗。

这种治疗方法是伏暑邪在气分兼有表实无汗者的治疗法。

【注释】

①舌：舌苔。

【主攻汤方】

《银翘散去牛蒡
玄参加杏仁滑石方》

药材组成： 连翘、银花各30克，杏仁、苦桔梗、薄荷18克，竹叶、芥穗各12克，滑石30克，甘草、淡豆豉各15克。

制法： 上为散。

功用主治： 太阴伏暑，舌白口渴，无汗者。

用法用量： 每服18克，鲜苇根汤煎，香气大出，即取服，勿过煎，病不解，作再服。

加减化裁： 胸闷，加郁金、香豉各12克；呕而痰多，加半夏、茯苓各18克；小便短，加薏苡仁34克，白通草12克。

方义备注： 舌白口渴，邪热在气分，无汗出则表实可知，故以银翘散清热疏风解表邪，杏仁、滑石畅中焦利湿清热。

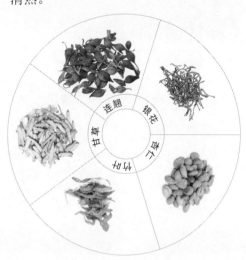

三十九 伏暑

【原文】

太阴伏暑，舌赤①口渴，无汗者，银翘散加生地、丹皮、赤芍、麦冬主之。此邪在血分而表实之证也。

【译文】

凡是具有上条所说症候的手太阴伏暑病，症状为舌质红赤，口渴，身上没有出汗的，则应采用银翘散加生地、丹皮、赤芍和麦冬对症治疗。

这种治疗方法是伏暑邪在血分兼表实无汗症候的治疗法。

【注释】

①舌赤：指的是舌质赤红，故邪在血分。

【主攻汤方】

《银翘散加生地
《丹皮赤芍麦冬方

药材组成：连翘、银花各30克，苦桔梗、薄荷、牛蒡子、麦冬、生地各18克，竹叶、芥穗、丹皮、赤芍各12克，生甘草、淡豆豉15克。

制法：上为散。

主治：太阴伏暑，舌赤口渴，无汗者。

用法用量：每服18克，鲜苇根汤煎，香气大出，即取服，勿过煎，病不解，作再服。

方义备注：舌赤口渴，邪在血分，无汗者，表实使然，故以银翘散加生地、丹皮、赤芍、麦冬清血分之热，补耗伤之阴，银翘散疏风清热以解表。

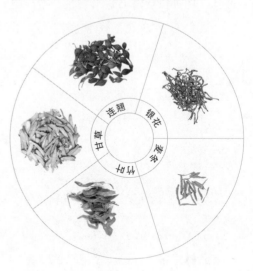

四十 伏暑

【原文】

太阴伏暑、舌白口渴，有汗，或大汗不止者，银翘散去牛蒡子、玄参、芥穗，加杏仁、石膏、黄芩主之；脉洪大，渴甚汗多者，仍[1]用白虎法；脉虚大而芤者，仍用人参白虎法。

此邪在气分而表虚之证也。

【译文】

伏暑病的手太阴病症，如舌苔颜色发白，口渴，全身发汗或者全身不停地出汗的，则应采用银翘散去掉牛蒡子、玄参和荆芥穗，再加入苦杏仁、石膏和黄芩进行对症治疗。如见脉洪大，口渴程度重且出汗多的，仍可以采用白虎汤进行对症治疗；如见脉虚大而芤的，仍然用白虎加人参汤进行对症治疗。

这些治疗方法是伏暑邪在气分，兼表虚有汗者的治疗法。

【注释】

①仍：仍然。

【主攻汤方】

银翘散去牛蒡子玄参芥穗加杏仁石膏黄芩方

药材组成：连翘、银花各30克，苦桔梗、薄荷各18克，竹叶12克，生甘草、淡豆豉各15克，杏仁18克、石膏30克、黄芩15克。

用法用量：水煎服。

方义备注：舌白口渴乃邪热郁于气分，有汗者表虚可知，故以银翘散去牛蒡子、芥穗减其疏散之力，专于清卫表之热；加杏仁、石膏、黄芩畅中，清气分之热，弃玄参防其可能有滞中焦之弊。

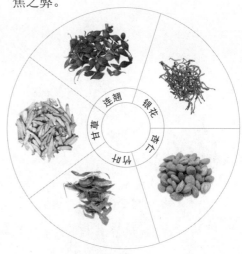

四十一 伏暑

【原文】

太阴伏暑，舌赤①口渴汗多，加减生脉散主之。

此邪在血分而表虚之证也。

【译文】

手太阴伏暑，舌质红赤，口渴，不停地出汗的，则应采用加减生脉散进行对症治疗。

这种治疗方法是伏暑邪在血分兼表虚有汗的治疗法。

【注释】

①赤：红赤的意思。

【主攻汤方】

《银翘散去牛蒡子玄参加》《杏仁滑石方》

即于银翘散内，去牛蒡子、玄参，加杏仁18克，飞滑石30克。服如银翘散法。胸闷加郁金12克，香豉12克；呕而痰多，加半夏18克，茯苓18克；小便短，加薏苡仁24克，白通草12克。

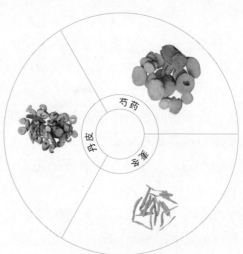

《银翘散加生地》《丹皮赤芍麦冬方》

即于银翘散内，加生地18克、丹皮12克、赤芍12克、麦冬18克。服法如前。

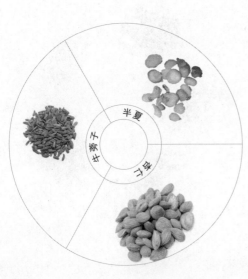

《银翘散去牛蒡子玄参芥》
《穗加杏仁石膏黄芩方》

　　即于银翘散内，去牛蒡子、玄参、芥穗，加杏仁（18克），生石膏（60克），黄芩（15克）。服法如前。

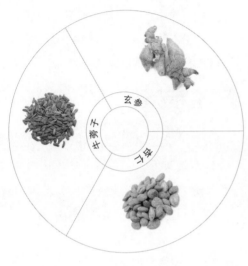

《加减生脉散方》

（酸甘化阴）

药材组成：沙参9克，麦冬6克，五味子3克，丹皮6克，细生地9克。

功能主治：养阴生津，凉血清热。治太阴伏暑，邪在血分，口渴，汗多，舌赤者。

用法用量：水五杯，煮二杯，分温再服。

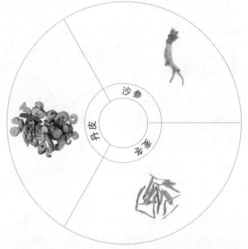

四十二　伏暑

【原文】

　　伏暑、暑温、湿温，证本一源，前后互参，不可偏执①。

【译文】

　　伏暑、暑温和湿温这三种病的发生缘故都关系到暑、热、湿，因此，其证治内容可以前后相互参照，没有必要拘执一端。

【注释】

　　①不可偏执：不必拘执一端。

四十三 湿温、寒湿

【原文】

头痛恶寒，身重疼痛，舌白不渴，脉弦细而濡，面色淡黄，胸闷不饥，午后身热，状若阴虚，病难速已，名曰湿温。汗之则神昏耳聋，甚则目瞑①不欲言，下之则洞泄②，润之③则病深不解，长夏深秋冬日同法，三仁汤主之。

【译文】

患者表现出头痛，恶寒，身体困重疼痛，舌苔白腻，口不渴，在脉象方面表现出弦细而濡，面色淡黄，胸闷感到不舒服，也根本没有饥饿感，发热情况在午后表现较为明显，与阴虚发热相类似，且难以迅速治愈的疾病，人们称其为"湿温病"。而在治疗湿温病这一问题上，若误用了辛温发散治法，就会出现神志迷糊、耳聋的情况，甚至还会出现两目闭合而不想说话的病症；若误用了苦寒攻下之剂，就会出现大便泻痢不止的情况，若误用了滋润养阴就会使病邪锢结于里，就会很难解除。在治疗本病这个问题上，不管发生在长夏和深秋，还是发生在冬天，都应使用一样的治法，但是应以三仁汤为主。

【注释】

①目瞑：闭上眼睛。

②洞泄：一名飧泄，是食后即泄，泄下物完谷不化，这是指泻下无度。

③润之：滋阴之法。

【主攻汤方】

《三仁汤方》

三仁杏蔻薏苡仁，夏朴通草竹叶存，
加入滑石渗湿热，身重胸闷属湿温。

药材组成： 杏仁、半夏各15克，白通草、白蔻仁、竹叶、厚朴各6克，飞滑石、生薏苡仁各18克。

功用主治： 清热利湿，祛肠湿浊。治湿温初起，头痛恶寒，身重疼痛，舌白不渴，脉弦细而濡，面色淡黄，胸闷不饥，午后身热，状若阴虚，病难速已。

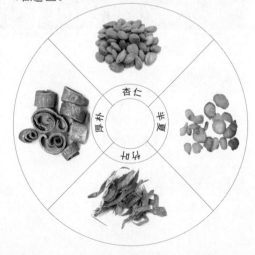

用法用量： 上药用甘澜水 2 升，煮取 750 毫升，日三服。

方义备注： 方用杏仁宣通上焦肺气，使气化有助于湿化；白蔻仁开发中焦湿滞，化浊宜中；薏苡仁益脾渗湿，使湿热从下而去；三药为主，故名"三仁"。辅以半夏、厚朴除湿消痞，行气散满；通草、滑石、竹叶清利湿热。诸药合用，共成宣上、畅中、渗下之剂，而有清热利湿，宣畅混浊之功。

四十四 湿温、寒湿

【原文】

湿温邪入心包，神昏肢逆①，清宫汤去莲心、麦冬，加银花、赤小豆皮，煎送至宝丹，或紫雪丹亦可。

【译文】

如果湿温病邪入心包实际表现为神昏谵语，手足逆冷的时候，则应采用清宫汤去掉莲心和麦冬，加上银花和赤小豆皮，煎汤送服至宝丹或者是紫雪丹。

【注释】

①肢逆：同肢厥而证轻，仅四肢不温而已。

【主攻汤方】

《清宫汤去莲心麦冬加》
《银花赤小豆皮方》

加减清宫治湿温，银花犀角连翘心，
玄参竹叶赤皮豆，痉厥昏迷亦可吞。

药材组成： 犀角（水牛角代）3 克，连翘心、赤小豆皮各 9 克，玄参心、竹叶心、银花各 6 克。

主治： 湿温邪入心包，神昏肢逆。

用法用量： 煎汤送服至宝丹或紫雪丹。

方义备注： 湿温着于经络，多身痛身热之候。以清宫汤清包中之热邪，加银花、赤豆以清湿中之热，而又能直入手厥阴也。至宝丹去秽浊复神明，若无，以紫雪丹代之。

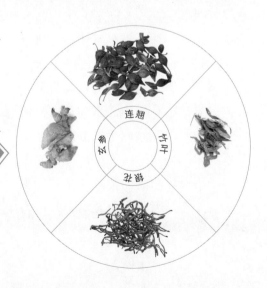

四十五 湿温、寒湿

【原文】

湿温喉阻①咽痛，银翘马勃散主之。

肺主气，湿温者，肺气不化，郁极而一阴一阳（谓心与胆也）之火俱结也。盖金病不能平木，木反挟心火来刑肺金。喉即肺系，其闭在气分者即阻，闭在血分者即痛也，故以轻药开之。

【译文】

如果湿温病表现为咽喉阻塞疼痛，则应采用银翘马勃散进行对症治疗。

肺主宰着全身的气，而在"湿温病"当中，由于湿邪阻遏而导致肺的气机无法得到宣化。如果一阴一阳（一阴指手少阴君火，一阳指足少阳胆火）的火均聚于上而在咽喉郁结，那么则会导致咽喉部的阻塞和咽喉部的疼痛。由于肺金有病而无法平抑胆木，所以说，胆木反而可挟心火而上灼于肺金。由于喉部为肺金所系，所以如肺金火盛则会导致咽喉部的阻塞和咽喉部的疼痛。如果病变倾向于气分，则应以咽喉的阻塞为主体；如果病变倾向于血分，则应以咽喉的疼痛为主体。由于病变在上，因此采用轻清宣开的方药进行对症治疗。

【注释】

①喉阻：喉部不畅，多与湿浊凝聚有关。

【主攻汤方】

《银翘马勃散方》

（辛凉微苦法）

银翘马勃散，牛蒡射干攻。

湿温咽痛解，心胆两经清。

药材组成：连翘30克，牛蒡子18克，银花15克，射干9克，马勃6克。

制法：上杵为散。

功用主治：清热利咽。治湿温喉阻咽痛。

用法用量：每服18克，水煎服。

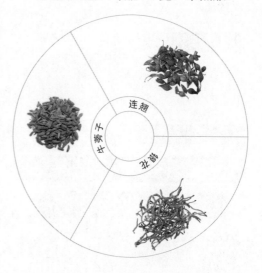

加减化裁：临床如见咽喉不利较甚者，加滑石、桔梗、芦根宣肺清热化湿，呼吸急促多痰，加杏仁、车前子肃降肺气，化痰利湿。

方义备注：方用银花、连翘清热解毒，牛蒡子、射干、马勃清利咽喉，药简义明，为其配伍特点。临床应用以头痛恶寒、身体困重、午后发热、咽喉不利疼痛、脉弦细，为其辨证要点。

四十六 湿温、寒湿

【原文】

太阴湿温，气分痹郁而哕者（别名为呃），宣痹汤主之。

上焦清阳郁[①]，亦能致哕，治法故以轻宣肺痹为主。

【译文】

如果湿温病病变于手太阴肺经，若湿热郁阻气机，则会导致喉间呃呃连声作响的哕（别名为"呃"）。对于治疗本病，应采用宣痹汤进行治疗。

凡是病症表现为上焦清阳之气郁阻不得宣通的患者，都会出现"哕"的情况，因此在治疗方面应以轻宣肺气的痹阻为主体。

【注释】

① 郁：膝郁，指气机壅滞。

【主攻汤方】

◁宣痹汤▷

（苦辛通法）

宣痹汤方通草轻，射干杷叶豉郁金。

气分痹郁而为哕，湿温上受太阴经。

药材组成：枇杷叶6克，郁金、香豆豉各4.5克，射干、白通草各3克。

功能主治：苦辛通阳，轻宣肺痹。太阴湿温，气分痹郁而哕者。

用法用量：上药用水5杯，煮取2杯，分二次服。

加减化裁：如湿兼风热而发热咽痛者，可合银翘马勃散；湿兼风寒而恶寒头痛者，可合小柴胡汤；湿兼痰阻而胸脘痞满者，可加温胆汤；兼部热较重而胸中烦热者，可并用栀子豉汤等。

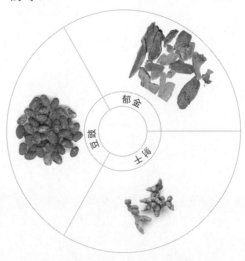

方义备注： 本方药味平淡，贵在轻灵取胜。郁金芳香气窜，舒气透湿，专开上焦瘀滞；枇杷叶清凉甘淡，清热而不碍湿，肃降肺气以助调通水道；射干性寒味苦，散水消湿，化痰利咽；通草淡渗通经，导湿下行；豆豉清香，也助解郁开胃以利运湿。五味相佐，共达宣透上焦湿痹、清解上焦郁热之功。另外，郁金为血中之气药，兼入营血，欲行血中湿滞，非其莫属，故其与枇杷叶清肺利气之品配伍，一气一血，心与肺兼顾，可为上焦湿热通治之基础。

四十七 湿温、寒湿

【原文】

太阴湿温喘促者①，千金苇茎汤加杏仁、滑石主之。

【译文】

手太阴湿温，不仅呼吸急促，还喘，应采用千金苇茎汤加杏仁和滑石进行对症治疗。

【注释】

①太阴湿温喘促者：手太阴湿温，不仅呼吸急促，还喘。

【主攻汤方】

《千金苇茎汤加》
《滑石杏仁汤》

（辛淡法）

药材组成： 苇茎、薏苡仁各15克，桃仁、冬瓜仁各6克，滑石、杏仁各9克。

主治： 太阴湿温喘促者。

用法用量： 上药用水8杯，煮取3杯，一日内分3次服。

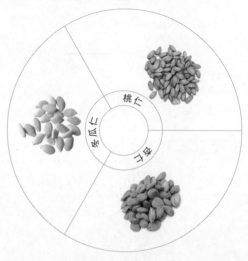

四十八 湿温、寒湿

《金匮》谓太阳中暍，身热疼痛而脉微弱，此以夏月伤冷水，水行皮中所致也，一物瓜蒂汤主之。此热少湿多，阳郁致病之方法也。瓜蒂涌吐其邪，暑湿俱解，而清阳复辟①矣。

【译文】

《金匮要略》这样说道：太阳中暍，身体发热并且有疼痛感，脉象方面表现微弱。这是由于夏天伤于冷水，寒湿之邪行于肌肤而致的，治疗本病应采用一物瓜蒂汤。这是暑热病邪比较轻微，湿邪比较严重，清阳被郁病症的治疗方法。方用瓜蒂涌吐暑湿病邪，只要解除了暑湿之邪，清阳就可以伸展了。

【注释】

①复辟：伸展。

【主攻汤方】

《一物瓜蒂汤方》

药材组成： 瓜蒂20个。

用法用量： 上药捣碎，用逆流水8杯煎成3杯，先服1杯，如不吐，再服1杯，吐了以后，剩下的药就不要再服了。

方义备注： 体虚的患者在方中加入参芦9克。

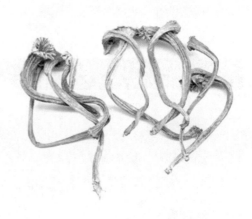

四十九 湿温、寒湿

【原文】

寒湿伤阳，形寒脉缓，舌淡，或白滑不渴，经络拘束①，桂枝姜附汤主之。

【译文】

寒湿损伤阳气，如果实际表现为形寒怕冷，脉象缓，舌淡，或舌苔白滑，口并不渴，全身经脉拘急感到不舒服，那么在治疗方面则应采用桂枝姜附汤。

【注释】

①经络拘束：指肢体拘急不舒。

【主攻汤方】

《桂枝姜附汤》

（苦辛热法）

桂枝姜附有白术，互证湿温是两途。
不渴舌白寒脉缓，经拘络束岂能无。

药材组成：桂枝18克，干姜、白术、熟附子各9克。

功用主治：治寒湿伤阳，形寒脉缓，舌淡或白滑，不渴，经络拘束。

用法用量：用水1升，煮取400

毫升，渣再煮取200毫升，每服200毫升，一日三次。

方义备注：形寒脉缓，舌白不渴，而经络拘束，全系寒证，故以姜、附温中，白术燥湿，桂枝通行表阳也。

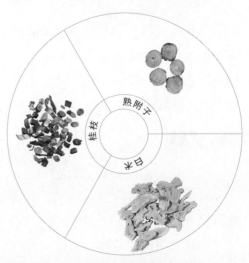

五十 温疟

【原文】

骨节疼烦①，时呕，其脉如平，但热不寒，名曰温疟，白虎加桂枝汤主之。

【译文】

疟疾病在发作的时候，实际表现为骨节疼痛而烦躁不安，时不时地还会作呕，但是脉象方面却像普通的疟疾，只发热而恶寒的表现并不显著，人们称呼这种疟疾为"温疟"。在治疗方面应采用白虎加桂枝汤。

【注释】

①骨节疼烦：阴伤而虚，阳气独发，故骨节疼痛而烦烦为阴不足之象。

【主攻汤方】

《白虎加桂枝汤方》

（辛凉苦甘复辛温法）

药材组成：知母180克，甘草（炙）60克，石膏500克，粳米60克，桂枝（去皮）90克。

功用主治：清热通络止痛。温疟，其脉如平，身无寒但热，骨节疼烦，时呕，风湿热痹，壮热汗出，气粗烦躁，关节肿痛，口渴苔白，脉弦数。

用法用量： 上锉为粗末。每服15克，用水250毫升，煎至200毫升，去渣温服。汗出愈。

方义备注： 以白虎加桂枝汤者，以白虎保肺清金，峻泻阳明独胜之热，使不消烁肌肉，单以桂枝一味，领邪外出，做向导之官，得热因热用之妙。

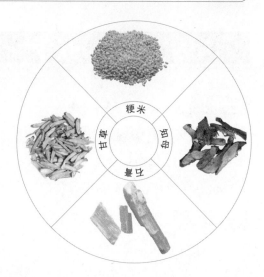

粳米　石膏　甘草　知母

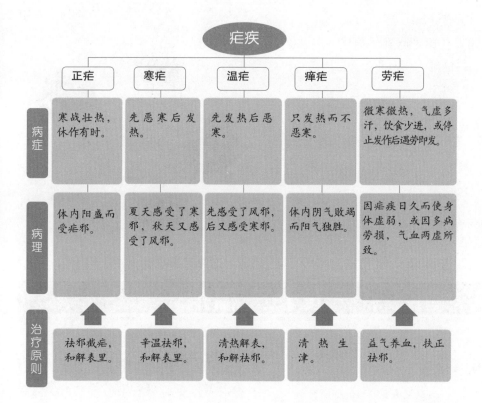

疟疾

	正疟	寒疟	温疟	瘅疟	劳疟
病症	寒战壮热，休作有时。	先恶寒后发热。	先发热后恶寒。	只发热而不恶寒。	微寒微热，气虚多汗，饮食少进，或停止发作后遇劳即发。
病理	体内阳盛而受疟邪。	夏天感受了寒邪，秋天又感受了风邪。	先感受了风邪，后又感受寒邪。	体内阴气败竭而阳气独胜。	因疟疾日久而使身体虚弱，或因多病劳损，气血两虚所致。
治疗原则	祛邪截疟，和解表里。	辛温祛邪，和解表里。	清热解表，和解祛邪。	清热生津。	益气养血，扶正祛邪。

五十一 温疟

【原文】

但①热不寒，或微寒多热，舌干口渴，此乃阴气先伤，阳气独发，名曰瘅疟，五汁饮主之。

【译文】

疟疾只发热但并不恶寒，或者仅仅表现为轻微的恶寒而热势程度比较重，舌苔干燥，感到口渴，其实这是因为阴气首先遭到了损伤，阳热之气独盛于里所致，人们称这种疾病为"瘅疟"，应采用五汁饮进行对症治疗。

【注释】

①但：只。

【主攻汤方】

《加减五汁饮》

（方见前）

加减化裁： 此甘寒救胃阴之方。欲清表热，则加竹叶、连翘；欲泻阳明独胜之热，而保肺之化源，则加知母；欲救阴血，则加生地、玄参；欲宣肺气，则加杏仁；欲行三焦开邪出路，则加滑石。

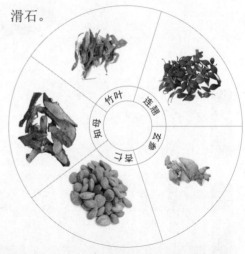

五十二 温疟

【原文】

舌白渴饮，咳嗽频仍，寒从背起，伏暑所致，名曰肺疟，杏仁汤主之。

肺疟，疟之至浅者。肺疟虽云易解，稍缓则深，最忌用治疟印板俗例①之小柴胡汤，盖肺去少阳半表半里之界尚远，不得引邪深入也，故以杏仁汤轻宣肺气，无使邪聚则愈。

【译文】

疟疾舌苔颜色发白，口渴并且想

饮水，咳嗽频频发作，恶寒从背部开始，这是因伏暑而导致的，人们称其为"肺疟"，治疗方剂应采用杏仁汤。

在疟疾中，肺疟最为轻浅的一种。肺疟尽管一般认为不难治疗，但是若不及时治疗，也会造成疾病的深入，用平时治疗疟疾的小柴胡汤进行治疗就犯了大忌。因为肺离半表半里的少阳病界线还很远，不能引邪深入，因此通过使用杏仁汤轻宣肺气，不要使暑湿之邪聚集起来，这样就能够恢复。

【注释】

①印版俗例：木板印刷的底板叫"印版"；俗例是平素的常例，比喻死板的俗套。

【主攻汤方】

《杏仁汤方》

（苦辛寒法）

杏仁汤内翘滑桑，苓蔻梨芩取法凉。

渴饮舌白伏暑致，嗽频背冷速煎汤。

药材组成： 杏仁、茯苓块、滑石各9克，黄芩、连翘、桑叶各4.5克，白蔻皮2.4克，梨皮6克。

功用主治： 治肺疟，咳嗽频仍，寒从背起，舌白渴饮，伏暑所致。

用法用量： 用水600毫升，煮取400毫升，日服二次。

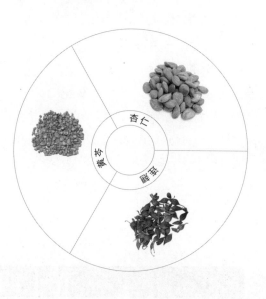

五十三 温疟

【原文】

热多昏狂，谵语烦渴，舌赤中黄，脉弱而数，名曰心疟，加减银翘散主之；兼秽，舌浊口气重①者，安宫牛黄丸主之。

【译文】

疟疾表现为高热，神志不清，狂躁不安，语无伦次，心烦口渴，舌质红赤，舌中心位置苔色为黄颜色，脉象弱而数，人们称其为"心疟"，治疗本病应采用加减银翘散的方法；如兼有秽浊之气，舌苔垢浊，口臭气比较明显的，则应采用安宫牛黄丸进行对症治疗。

【注释】

①舌浊口气重：指口臭气比较明显。

【主攻汤方】

《加减银翘散方》

（辛凉兼芳香法）

加减银翘散，玄参并麦冬，
犀角及竹叶，心疟此为宗。

药材组成： 连翘3克，银花2.4克，玄参、犀角（水牛角代）、麦冬（不去芯）各1.5克，竹叶0.9克。

功用主治： 心疟。疟邪在肺，逆

传心包，热多昏狂，谵语烦渴，舌赤中黄，脉弱而数，受邪较浅者。

制法用量： 上药按上述的配方比例，一起研成粗末，每次用15克加水煎煮，煎成后去除药渣服。并加入鲜荷叶的汁两三茶匙，一日服3次。

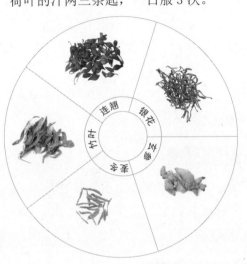

五十四 秋燥

【原文】

秋感燥气，右脉数大①，伤手太阴气分者，桑杏汤主之。

【译文】

秋季感受燥气为病，人们称这种病为"秋燥"。在初起的时候，右手脉象数而大，是燥邪伤于手太阴肺经气分，治疗本病应采用桑杏汤。

【注释】

①右脉数大：右手脉象数而大。

【主攻汤方】

《桑杏汤方》

（辛凉法）

桑杏汤中象贝宜，沙参栀豉与梨皮，
干咳口渴又身热，清宣凉润燥能祛。

药材组成： 苦杏仁4.5克，沙参6

克，象贝、桑叶、香豆豉、栀皮、梨皮各3克。

功用主治：清宣燥热，润肺止咳。治秋感温燥，灼伤肺津，身不甚热，干咳无痰，咽干口渴，舌红，苔薄白而燥，右脉数大者。

用法用量：水400毫升，煮取200毫升，顿服之。重者再作服。

方义备注：方中桑叶轻宣燥热，杏仁宣降肺气，共为君药；豆豉宣透胸中郁热，栀子皮轻，清上焦肺热，同为臣药；沙参、梨皮、象贝生津润肺，

止咳化痰，均为佐使药。对于秋感温燥初起，见证如上所述者，甚为适合。

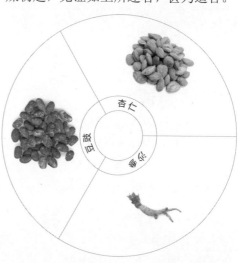

五十五 秋燥

【原文】

感①燥而咳者，桑菊饮主之。亦救肺卫之轻剂也。

【译文】

由于感受了燥邪而导致咳嗽的，

治疗方面应采用桑菊饮。同时，这也是治疗邪在肺卫的轻剂。

【注释】

①感：感受。

五十六 秋燥

【原文】

燥伤①肺胃阴分，或热或咳者，沙参麦冬汤主之。此条较上二条，则病深一层矣，故以甘寒救其津液。

【译文】

如燥邪对肺胃阴液进行了灼伤，或身热不退，或干咳不止的，治疗应采用沙参麦冬汤。该条所说的病症，比上面两条的病情更加严重，因此必

须用甘寒养阴生津之剂来对肺胃之阴进行挽救。

【注释】

①伤：灼伤。

【主攻汤方】

《沙参麦冬汤》

（甘寒法）

沙参麦冬汤可贵，玉竹花粉豆桑甘，
燥伤肺胃咳或热，久咳须加骨皮三。

药材组成： 沙参、麦冬9克，玉竹6克，生甘草3克，冬桑叶、生扁豆、天花粉各4.5克。

功用主治： 清养肺胃，生津润燥。治燥伤肺胃阴分，津液亏损，咽干口渴，干咳痰少而黏，或发热，脉细数，舌红少苔者。

用法用量： 用水1升，煮取400毫升，日服二次。

加减化裁： 久热久咳者，加地骨皮9克。

方义备注： 方中用沙参、麦冬、

玉竹、天花粉滋阴润肺以止咳；桑叶轻清宣透，以散燥热；甘草、扁豆补土生金。若久热久咳，可用桑白皮易桑叶，加地骨皮以泻肺清热；咳剧者加川贝母、杏仁、百部润肺止咳；若肺气不敛，咳而气促，加五味子、诃子以敛肺气；咳吐黄痰，加海蛤粉、知母、瓜蒌、竹茹、黄芩清热化痰；若痰中带血，加山栀、丹皮、白茅根、白及、藕节清热凉血止血；低热，潮热骨蒸，酌加功劳叶、银柴胡、青蒿、白薇等以清虚热；盗汗，加糯稻根须、浮小麦等以敛汗。

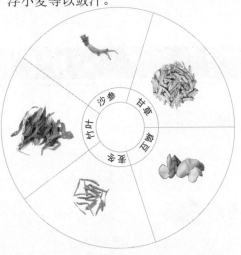

五十七 秋燥

【原文】

燥气化火，清窍不利者，翘荷汤主之。清窍不利，如耳鸣目①赤，龈胀咽痛之类。翘荷汤者，亦清上焦气分之燥热也。

【译文】

感受燥邪后，燥邪化火上犯而出现了清窍不利情况的，治疗汤方应采用翘荷汤。

清窍不利的实际病症包括耳鸣、

双眼红赤、齿龈肿胀、咽喉有疼痛感等。此时，应采用翘荷汤进行治疗以清上焦气分的燥热之邪。

【注释】

①目：指的是"眼睛"。

【主攻汤方】

翘荷汤

（辛凉法）

翘荷汤方草梗齐，黑栀绿豆取干皮，

缘为燥火伤清窍，症见龈咽耳目疾。

药材组成：薄荷、连翘、黑栀皮各4.5克，生甘草3克，桔梗、绿豆皮各6克。

功用主治：清上宣肺。治燥气化火，清窍不利，耳鸣目赤，龈胀咽痛者。

用法用量：上药以水400毫升，煮取200毫升，顿服之。日服二剂，甚者日三服。

加减化裁：耳鸣者，加羚羊角、苦丁茶；目赤者，加鲜菊叶、苦丁茶、夏枯草；咽痛者，加牛蒡子、黄芩。

方义备注：方中薄荷、连翘、栀皮清宣上焦之燥热；桔梗、甘草宣肺利咽；绿豆皮味甘性寒，与连翘、栀皮合用，能清热解毒。诸药同用，则燥热得清，诸症亦解。

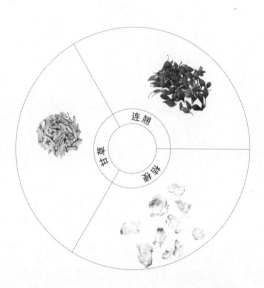

五十八 秋燥

【原文】

诸气①郁，诸痿喘呕之因于燥者，喻氏清燥救肺汤主之。

【译文】

各种气机郁阻而导致呼吸表现急促、胸闷病症，或表现为各种下肢痿软无法站立行走、气喘、呕吐等，若是因感受燥邪而导致的，则应采用喻嘉言的清燥救肺汤对症治疗。

【注释】

①诸气：指的是各种气机。

【主攻汤方】

《清燥救肺汤方》

（辛凉甘润法）

清燥救肺参草杷，石膏胶杏麦胡麻，
经霜收下冬桑叶，解郁滋干效堪夸，
痰盛瓜蒌尖贝母，血枯生地亦可加。

药材组成： 石膏 7.5 克，霜桑叶 9 克，苦杏仁（打成泥状）、人参各 2.1 克，亚麻子（炒过再研细）、甘草各 3 克，阿胶 2.4 克，麦冬（不去芯）6 克、枇杷叶（去净毛，炙）1.8 克。

功用主治： 清燥润肺。治外感燥火伤肺，身发寒热，喘促气逆，咳嗽不止，咳痰带血，甚则引动胃气，呕吐痰涎，脉躁疾。

用法用量： 上药用水 1 碗，煎煮到水剩六成时即成，连续分两三次趁温服下。

加减化裁： 如喉中痰多的，可加贝母、瓜蒌；如阴血亏虚的，加生地黄；如邪热较甚的，加入犀角（水牛角代）、羚羊角，或加入牛黄。

方义备注： 本方所治乃温燥伤肺之重证。秋令气候干燥，燥热伤肺，故头痛身热；肺为热灼，气阴两伤，失其清肃润降之常，故干咳无痰、气逆而喘、口渴鼻燥；肺气不降，故胸膈满闷，甚则胁痛。舌干少苔，脉虚大而数均为温燥伤肺佐证。治当清宣润肺与养阴益气兼顾，忌用辛香、苦寒之品，以免更加伤阴耗气。方中重用桑叶质轻性寒，轻宣肺燥，透邪外出，为君药。温燥犯肺，温者属热宜清，燥胜则干宜润，故臣以石膏辛甘而寒，清泄肺热；麦冬甘寒，养阴润肺。石膏虽沉寒，但用量轻于桑叶，则不碍君药之轻宣；麦冬虽滋润，但用量不及桑叶之半，自不妨君药之外散。君臣相伍，宣中有清，清中有润，是为清宣润肺的常用组合。人参益气生津，合甘草以培土生金；胡麻仁、阿胶助麦冬养阴润肺，肺得滋润，则治节有权；杏仁、枇杷叶苦降肺气，以上均为佐药。甘草兼能调和诸药，是为使药。

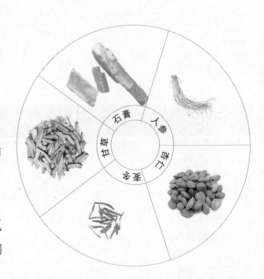

温病条辨

中焦篇

一 风温、温热、温疫、温毒、冬温

【原文】

面目俱赤①，语声重浊，呼吸俱粗，大便闭②，小便涩③，舌苔老黄，甚则黑有芒刺，但恶热，不恶寒④，日晡⑤益甚者，传至中焦，阳明温病也。脉浮洪躁甚者，白虎汤主之；脉沉数有力，甚则脉体反小而实者，大承气汤主之。暑温、湿温、温疟，不在此例。

【译文】

凡是患上风温、温热、温疫、温毒和冬温等温病的患者，实际表现为面部和眼白颜色发红，声音重浊，呼气粗大，吸气也很粗大，大便闭结不通，小便短赤不畅，舌苔颜色为老黄色，严重的还会出现色黑而粗糙起刺的情况，如果患者仅仅感觉恶热，不感觉恶寒，热势亢盛，特别是在下午到傍晚时分更为明显，其实这已经表明病邪已传入中焦阳明，叫"阳明温病"。如果患者的脉象明显浮洪而躁急，则应采用白虎汤；如果患者的脉象沉数而有力，甚至反而表现为小而实，则应采用大承气汤。而像暑温、湿温和温疟等这些疾病，则不被包括在该范围。

【注释】

①面目俱赤：指颜面和眼白都是红色的。

②大便闭：指大便秘结不通，阳明腑实证。

③小便涩：指尿少而涩滞不通，热灼津伤。

④恶寒：指厌恶（怕或者害怕）寒冷。

⑤日晡：指下午3～5时。

【主攻汤方】

大承气汤方

大承气汤用硝黄，配以枳朴泻力强，阳明腑实真阴灼，峻下热结此方良。

药材组成： 大黄（酒洗）、枳实（炙）各12克，厚朴15克（去皮），芒硝9克。

功用主治： 峻下热积。主阳明腑实证。潮热谵语，手足濈然汗出，矢气频频，大便不通，脘腹满痛拒按，舌苔焦黄起刺，成焦黑燥裂，脉沉滑或沉迟有力；热结旁流，下利清水，臭秽难闻，脐腹疼痛，按之坚硬有块，热厥，高热神昏，扬手掷足，烦躁饮冷，便秘不通；痉病，牙关紧闭，手足抽搐，角弓反张，口噤蚧齿。现用于急性单纯性肠梗阻，粘连性肠梗阻，蛔虫性肠梗阻，急性胆囊炎，急性阑尾炎，以及某些高热性疾患，见有阳明腑实证者。

用法用量：上四味，用水1升，先煮厚朴、枳实，取500毫升，去渣；纳大黄，更煮取200毫升，去渣，放入芒硝，再上微火煎一二沸，分二次温服。得下，余勿服。

方义备注：本方为寒下的重要方剂。在《伤寒论》中所治证候凡十九条，治疗范围广泛，但以伤寒邪传阳明之腑，入里化热，与肠中燥屎相结而成之里热实证为主治重点。由于实热与积滞互结，浊气填塞，腑气不通，故大便秘结，频转矢气，脘腹痞满疼痛，里热消灼津液，糟粕结聚，燥粪积于肠中，故腹痛硬满而拒按。热邪盛于里，上扰心神，故见谵语。四肢禀气于阳明，阳明里热炽盛，蒸迫津液外泄，则手足濈然汗出。热盛伤津，燥实内结，故见舌苔黄燥，甚或焦黑起刺，脉沉实。"热结旁流"，是因里热炽盛，燥屎结于肠中不得出，但自利清水，色青而臭秽不可闻，并见脐腹部疼痛，按之坚硬有块；热灼津液，阴精大伤，不能上承，故口燥咽干，舌苔焦黄燥裂。若实热积滞闭阻于内，阳气受遏，

不得达于四肢，则可见热厥之证；热盛于里，阴液大伤，筋脉失养，又可出现抽搐，甚至胸满口噤，卧不着席，脚挛急之痉病；如邪热内扰，则可见神昏，甚至发狂。上述诸证，症状虽异，病机则同，皆由实热积滞内结肠胃，热盛而津液大伤所致。此时宜急下实热燥结，以存阴救阴，即"釜底抽薪，急下存阴"之法。方中大黄泻热通便，荡涤肠胃，为君药。芒硝助大黄泻热通便，并能软坚润燥，为臣药，二药相须为用，峻下热结之力甚强；积滞内阻，则腑气不通，故以厚朴、枳实行气散结，消痞除满，并助硝、黄推荡积滞以加速热结之排泄，共为佐使。四药配合，具有峻下热积之功。

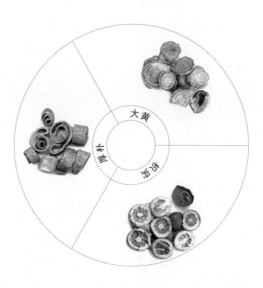

二 风温、温热、温疫、温毒、冬温

【原文】

阳明温病①，脉浮②而促者，减味竹叶石膏汤③主之。

脉促，谓数而时止，如趋者过急，忽一蹶然④，其势甚急，故以辛凉透表重剂，逐邪外出则愈。

【译文】

阳明温病，若脉象浮而急促，则用减味竹叶石膏汤进行治疗。

脉促，指的是脉象至数增加而有时也会出现遏止的现象，就好像快步行走的人由于走得过快而突然摔倒，病势很急，因此应用辛凉清热透邪的重剂，驱逐病邪后就能够恢复。

【注释】

①阳明温病：是中焦阳热病症，包括中焦阳明腑实证和中焦阳明气分大热证。

②脉浮：这里的浮脉是在里的邪气外透之象，而不是邪气在表的表证。

③减味竹叶石膏汤：由原竹叶石膏汤（竹叶、石膏、半夏、麦冬、粳米、人参、甘草）减去半夏、人参、粳米等甘温助热的药物而成。

④蹶然：摔倒的样子。

【主攻汤方】

《减味竹叶石膏汤方》

（辛凉合甘寒法）

竹叶石膏汤人参，麦冬半夏甘草承；
再加粳米同煎服，清热益气津自生。

药材组成： 淡竹叶 15 克，石膏 24 克，麦冬 18 克，甘草 9 克。

功用主治： 阳明温病，脉浮而促者。

用法用量： 上药加水 8 杯，煮取药液 3 杯，每两小时服 1 杯，大约 6 小时服完。

方义备注： 方中竹叶、石膏清透气分余热，除烦止呕为君药。麦冬，养阴生津，为臣药。甘草和脾养胃，为使药。

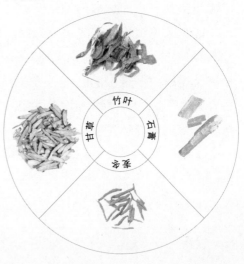

三 风温、温热、温疫、温毒、冬温

【原文】

阳明温病，诸证悉①有而微，脉不浮者，小承气汤微和之。

【译文】

阳明温病，各种症状都具备但较轻，脉象表现为不浮，这种情况可用小承气汤以微和胃气。

【注释】

①悉：全部。

【主攻汤方】

《小承气汤》

小承气汤朴实黄，谵狂痞硬上焦强，益以羌活名三化，中风闭实可消详。

药材组成：大黄（酒洗）12克，厚朴（去皮、炙）6克，枳实（炙）三枚大者9克。

功用主治：轻下热结。阳明腑实轻证。谵语潮热，大便秘结，胸腹痞满，舌苔老黄，脉滑而疾；或痢疾初起，腹中胀痛，里急后重者。

用法用量：上药三味，以水800毫升，煮取400毫升，去渣，分二次温服。

方义备注：方中大黄泻热通便，厚朴行气散满，枳实破气消痞，诸药合用，可以轻下热结，除满消痞。

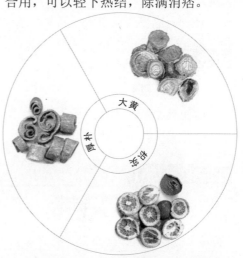

四 风温、温热、温疫、温毒、冬温

【原文】

阳明温病，汗多①谵语，舌苔老黄而干者，宜小承气汤。

【译文】

阳明温病，若表现为出汗多，语无伦次，舌苔颜色为老黄色且干燥，则可采用小承气汤进行对症治疗。

【注释】

①汗多：指出汗多。

五 风温、温热、温疫、温毒、冬温

【原文】

阳明温病，无汗①，小便不利②，谵语者，先与牛黄丸③；不大便，再与调胃承气汤。

【译文】

阳明温病，全身不出汗，小便情况表现为不通畅，症状有谵语的，应先服用安宫牛黄丸，如果服药后依然不大便，则继续服调胃承气汤才行。

【注释】

①无汗：没有汗出。

②小便不利：小便短赤不通畅。

③牛黄丸：安宫牛黄丸。

【主攻汤方】

《调胃承气汤》

调胃承气硝黄草，甘缓微和将胃保，
不用朴实伤上焦，中焦燥实服之好。

药材组成： 大黄12克（去皮，酒洗），甘草6克（炙），芒硝15克。

功用主治： 缓下热结。主阳明病胃肠燥热。蒸蒸发热，口渴便秘，腹满拒按，舌苔正黄，脉滑数；亦用于肠胃热盛而见发斑吐衄，口齿咽喉肿痛，中消，疮疡等。

用法用量： 上三味，以水600毫升，先煮大黄、甘草，取200毫升，去渣，放入芒硝，更上火微煮令沸。少少温服之。

注意： 虚寒性便闭忌用。

方义备注： 方中大黄苦寒，泻火通结为君，芒硝咸寒，软坚润燥为臣，甘草甘缓和中，益气养胃，以缓硝、黄之苦泄，使药力缓缓下行为佐。燥热得解，胃气自和，故名调胃承气汤。

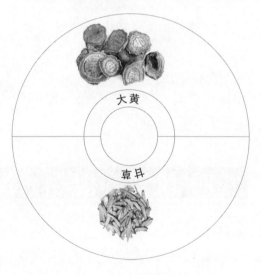

大黄

芒硝

六 风温、温热、温疫、温毒、冬温

【原文】

阳明温病，面目俱赤，肢厥，甚则通体皆厥，不瘛疭①，但神昏，不大便，七八日以外，小便赤，脉沉伏，或并脉亦厥，胸腹满坚，甚则拒按②，喜凉饮者，大承气汤主之。

【译文】

阳明温病，面部发红，眼白也发红，但四肢发凉，全身发冷，尽管四肢表现为并不抽搐，但是神志模糊，不解大便已超过七八日，小便颜色红赤，脉象表现为沉浮，或出现脉重按也很难触及的"脉厥"。胸腹部胀满坚硬，甚至拒按，口渴且喜欢饮用凉水的，应采用大承气汤进行对症治疗。

【注释】

①瘛疭：筋咏缓纵伸张和抽动不已的动风症状。

②胸腹满坚，甚则拒按：里热太甚，燥屎结于大肠，腑气不通，故胸腹痞满坚硬，按之胀满痛甚，因而拒绝触按。喜按为虚，拒按为实。此乃实证之指征。

【主攻汤方】

大承气汤（并见前）。

七 风温、温热、温疫、温毒、冬温

【原文】

阳明温病，纯利稀水无粪者，谓之热结旁流，调胃承气汤主之。

热结旁流①，非气之不通，不用枳、朴，独取芒硝入阴以解热结，反以甘草缓芒硝急趋之性，使之留中解结，不然，结不下而水独行，徒使药性伤人也。

【译文】

阳明温病，若大便泻出的都是稀水而没有粪质，人们称其为"热结旁流"，在治疗方面应该采用调胃承气汤。

对于热结旁流，根本原因并非腑气不通，因此不采用枳实和厚朴，仅仅用芒硝配合大黄对肠道的热结祛除就可以了，并配合甘草缓和芒硝的趋下作用，使芒硝能留在肠中对燥结进行解除。若不这样治疗，则会使燥结不下而只有水液下行，药不仅无法治病反而会白白地损伤人体的正气。

【注释】

①热结旁流：为阳明腑实证的一种。其特点是肠内有燥屎内结，但肠中水液可通过其缝隙下流，故可见下利纯臭稀水。

八 风温、温热、温疫、温毒、冬温

【原文】

阳明温病，实热壅塞为哕①者下之。连声哕者，中焦；声断续，时微时甚者，属下焦。

【译文】

阳明温病，若由于实热壅滞阻塞于胃从而导致哕逆的，则必须以攻下法进行治疗。若为哕逆连声的，通常病位于中焦；若哕逆声属于断断续续、时轻时重的那一种，那么其病位在下焦的居多。

【注释】

①哕：呃逆，俗称"打嗝儿"。

九 风温、温热、温疫、温毒、冬温

【原文】

阳明温病，下利谵语①，阳明脉实，或滑疾者，小承气汤主之；脉不实者，牛黄丸主之，紫雪丹亦主之。

【译文】

阳明温病，若有泄泻、谵语等症状，并且右关部阳明脉象实或滑疾，治疗汤方则应使用小承气汤；若脉象不实的，则应该采用牛黄丸进行治疗，当然也可以使用紫雪丹。

【注释】

①下利谵语：指的是出现泄泻、谵语等症状。

【主攻汤方】

《小承气汤方》

（苦辛通法重剂）

药材组成：大黄15克，厚朴6克，枳实3克。

用法用量：上药加水8杯，煮成3杯药液。先服1杯，如肠中宿粪得以排出，则不必再服；如服后仍不解大便，可再服。

《调胃承气汤》

（热淫于内，治以咸寒，佐以甘苦法）

药材组成： 大黄9克，芒硝15克，生甘草6克。

用法用量： 上药加水8杯，煮成3杯药液。

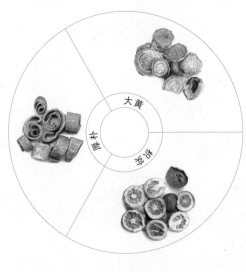

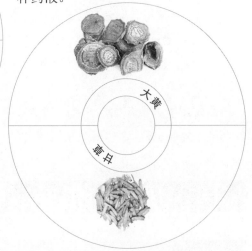

十 风温、温热、温疫、温毒、冬温

【原文】

温病三焦俱急①，大热大渴，舌燥。脉不浮而燥②甚，舌色金黄③，痰涎壅甚，不可单行承气者，承气合小陷胸汤主之。

【译文】

温病在热势亢盛的时候会引发三焦俱病，在临床上可以看到壮热，口大渴，舌苔干燥，脉象不浮而十分躁急，舌苔颜色为金黄色，咽喉部有不少痰

涎壅滞。对于这种病症，千万不能单独使用承气汤，而是应该共同采用承气汤和小陷胸汤。

【注释】

①三焦俱急：由于邪气盛壮，在上焦肺热未清，即累及中、下二焦，三焦症候同时并见，病情重，病势急，故称三焦俱急。

②脉不浮而燥：指脉象急躁，与和缓脉象相反。"燥"同"躁"。

③舌色金黄：指出现的明亮的黄色舌苔。

【主攻汤方】

◇承气合小陷胸汤方◇

（苦辛寒法）

药材组成：生大黄 15 克，厚朴、枳实、黄连各 6 克，半夏、瓜蒌各 9 克。

功用主治：温病三焦俱急，大热大渴，舌燥，脉不浮而躁甚，舌色金黄，痰涎壅甚，不可单行承气者。

用法用量：上药加水 8 杯，煮成 3 杯药液。先服 1 杯，如服后不解大便，则再服 1 杯；如果服后大便畅通，可不必再服；若仍不大便，则再服。

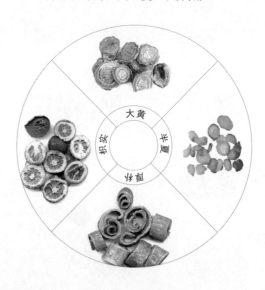

十一 风温、温热、温疫、温毒、冬温

【原文】

阳明温病，无上焦证，数日不大便，当下之，若其人阴素虚①，不可行承气者，增液汤主之。服增液汤已。周十二时②观之，若大便不下者，合调胃承气汤微和之。

【译文】

阳明温病，无上焦证候，几日都没有大便，则可用攻下法进行治疗。若患者的阴液素亏，即使大便不通也应禁用承气汤，而应该使用增液汤。服用增液汤后，必须对患者细心观察二十四小时，若患者仍不解大便，则可配合调胃承气汤轻下，从而调和其胃气，使大便通畅。

【注释】

①阴素虚：指该患者平素的体质偏于阴虚。

②周十二时：以地支计时，每一时相当于现在的两小时，十二时为 24 小时，24 小时为一天，故称"周"。

【主攻汤方】

◇增液汤方◇

（咸寒苦甘法）

增液汤用玄地冬，滋阴润燥有殊功，

热病津枯肠燥结，增水行船便自通。

药材组成：玄参30克，麦冬（连芯）、细生地黄各24克。

功用主治：增液润燥。治阳明温病，无上焦证，数日不大便，其阴素虚，不可用承气汤者。

用法用量：上药加水8杯，煮成3杯药液。患者口渴时给其饮用，直至饮完。如服后仍不解大便，再配1剂煎服。

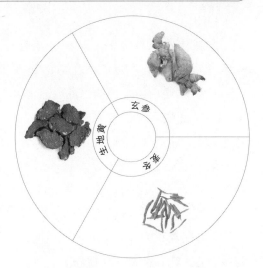

十二 风温、温热、温疫、温毒、冬温

【原文】

阳明温病，下后汗出[①]，当复其阴，益胃汤主之。

【译文】

阳明温病，采用攻下法后发现有汗出，治疗时必须采用滋补阴液的治疗方法，即采用益胃汤。

【注释】

①汗出：汗出之证，有内热甚，逼汗外出；有邪被解除而汗出者；有阳虚自汗出者，邪正相争战而汗出者，临证当细辨。

【主攻汤方】

《益胃汤方》

（甘凉法）

益胃甘凉为复阴，玉竹糖麦地沙参。

下后汗出急议取，不教怯证热咳临。

药材组成：沙参9克，麦冬、细生地黄各15克，冰糖3克，玉竹（炒香）4.5克。

功用主治：具有养阴益胃之功效。主治阳明温病，胃阴损伤证。食欲不振，口干咽燥，舌红少苔，脉细数者。临床常用于治疗慢性胃炎、糖尿病、小儿厌食症等属胃阴亏损者。

用法用量：上药加水5杯，煮成两杯药液，分两次饮服，药渣可再煮取 1 杯服用。

加减化裁： 若汗多，气短，兼有气虚者，加党参、五味子以益气敛汗；食后脘胀者，加陈皮、神曲以理气消食。

方义备注： 温病易从热化伤津，热结腑实，应用泻下剂后，热结虽解，但胃阴损伤已甚，故食欲不振，口干咽燥。胃为水谷之海，十二经皆禀气于胃，胃阴复则气降能食。治宜甘凉生津，养阴益胃为法。本方重用生地、麦冬为君，味甘性寒，功擅养阴清热，生津润燥，为甘凉益胃之上品。北沙参、玉竹为臣，养阴生津，加强生地、麦冬益胃养阴之力。冰糖为使，濡养肺胃，调和诸药。

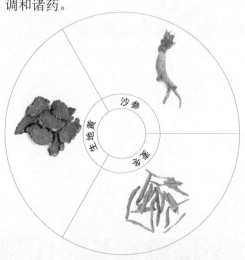

十三 风温、温热、温疫、温毒、冬温

【原文】

下后无汗脉浮①者，银翘汤主之；脉浮洪②者，白虎汤主之；脉洪而芤者③，白虎加人参汤主之。

【译文】

使用攻下法后，患者的身上没有出汗但脉象浮，则必须采用银翘汤；若脉象浮洪，那么就可以采用白虎汤进行治疗；若脉象洪大而芤，则应用白虎加人参汤。

【注释】

①脉浮：正如上焦首条中所言之"浮"，浮为邪气在表，或邪气有外出之势。治疗要随其势，因势利导。

②脉浮洪：洪大表示热邪炽盛，津液煎灼，故以白虎汤治之。

③脉洪而芤者：脉洪为热甚，芤为浮而散大，正气不足，元气不支，所以须加人参。

【主攻汤方】

《银翘汤方》

（辛凉合甘寒法）

银翘地麦甘竹共，下后无汗脉浮吞。

脉见浮洪需白虎，洪而芤者虎加参。

药材组成： 银花 15 克，连翘 9 克，竹叶6克，生甘草3克，麦冬、细生地各12克。

功用主治：滋阴透表。阳明温病，下后无汗脉浮者。

用药禁忌：下后脉浮而洪，或不浮而数者，忌用。

用法用量：水煎服。

方义备注：银翘汤为透表清热之轻剂。因下之后，积秽去，腑气通，余邪还表，但以气阴俱伤，未得外透，证见无汗脉浮，故仿银翘散意，仍以银花、连翘解毒而轻宣表气；配伍竹叶清上焦之热，生甘草益气清火，增入麦冬、细生地滋阴清热，使还表之邪，

得汗而解。若下后虽无汗，但脉浮而洪，或不浮而数者，不可用此方。

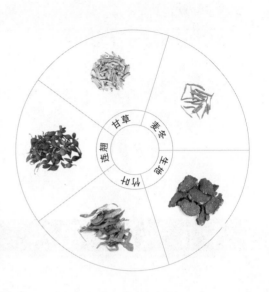

十四 风温、温热、温疫、温毒、冬温

【原文】

下后无汗，脉不浮而数①，清燥汤主之。

【译文】

攻下法后，患者的身上没有出汗，脉不浮而呈现数象，应该使用清燥汤。

【注释】

①脉不浮而数：脉不浮而呈现数象。

【主攻汤方】

《 **清燥汤方** 》

（甘凉法）

清燥汤方缓法明，陈柴当归不可容，

下后无汗而脉数，人中黄地母元冬。

药材组成：麦冬、细生地各15克，知母6克，人中黄4.5克，玄参9克。

功用主治：滋水清火。治阳明温病，下后无汗，脉不浮而数者。

用法用量：用水1.6升，煮取600毫升，分三次服。

加减化裁：咳嗽多痰，加沙参9克，桑叶4.5克，梨汁20毫升，牡蛎9克，牛蒡子9克。

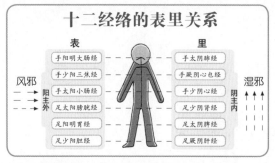

十二经络的表里关系

表		里
手阳明大肠经	- - -	手太阴肺经
手少阳三焦经	- - -	手厥阴心包经
手太阳小肠经	- - -	手少阴心经
足太阳膀胱经	- - -	足少阴肾经
足阳明胃经	- - -	足太阴脾经
足少阳胆经	- - -	足厥阴肝经

风邪 → 阳主外

湿邪 → 阴主内

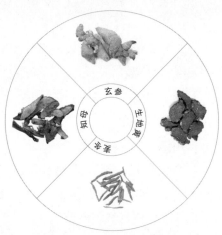

玄参　生地黄　知母　丹皮

十五 风温、温热、温疫、温毒、冬温

【原文】

下后数日，热不退①，或退不尽，口燥咽干，舌苔干黑，或金黄色，脉沉而有力者，护胃承气汤微和之；脉沉而弱者，增液汤主之。

【译文】

使用下法后经过几日后，发热现象依然没有减退，或热势尽管有所减退但没有退尽，同时伴有口燥咽干，舌苔颜色发黑且干燥或舌苔颜色为老黄色，若脉象沉而有力的，则应采用护胃承气汤轻下从而对胃气进行调和；若脉象沉而弱的，则可以采用增液汤。

【注释】

①退：减退。

【主攻汤方】

《护胃承气汤方》

（苦甘法）

护胃承气大黄丹，知母元参地麦添。
下后数日热不退，或退不尽口咽干，
舌黑或竟金黄色，脉沉有力热使然。
阴竭气虚脉沉弱，只需增液护阴瘗。

药材组成： 生大黄、玄参、细生地、麦冬（连芯）各9克，丹皮、知母各6克。

功用主治： 温病下后数日，热不退，或退不尽，口燥咽干，舌苔干黑，或金黄色，脉沉而有力者。

用法用量： 上药加水五杯，煮成两杯药液，先服一杯，如果肠中结粪能排出，则不用再服，如不大便，再服一杯。

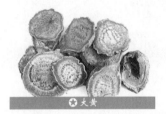
★大黄

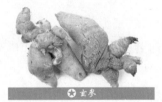
★玄参

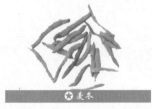
★麦冬

十六 风温、温热、温疫、温毒、冬温

【原文】

阳明温病，下后二三日，下证复现①，脉下甚沉②，或沉而无力，止可与增液，不可与承气。此恐犯数下之禁也。

【译文】

阳明温病，在采用攻下法后两三天的时间里，患者又产生了可用攻下的适应证，若脉象表现不太沉，或脉象表现虽然沉但是按之无力，这个时候只能采用增液汤进行治疗，应禁用承气汤。

这一条所讲的，是担心犯屡用攻下错误的这一大禁忌。

【注释】

①下证复现：如十五条所例应下的证候又出现了。

②脉下甚沉：脉象未表现出非常明显的沉象。

十七 风温、温热、温疫、温毒、冬温

【原文】

阳明温病，下之不通①，其证有五：应下失下②，正虚不能运药，不运药者死，新加黄龙汤主之。喘促不宁，痰涎壅滞，右寸实大，肺气不降者，宣白承气汤主之。左尺牢坚，小便赤痛，时烦渴甚，导赤承气汤主之。邪闭心包，神昏舌短，内窍不通，饮不解渴者，牛黄承气汤主之。津液不足，无水舟停者，间服增液，再不下者，增液承气汤主之。

【译文】

阳明温病，在采用攻下法进行治疗以后大便仍不通畅，缘由与病症大体上总分为以下五种：第一种是原本应当用攻下法治疗的病症，由于未及时采用攻下法治疗，从而导致机体正气损伤程度严重而无法运化吸收药力，因此投用的攻下方药无法起到作用，严重的还可能会致人死亡，应当用新加黄龙汤治疗。第二种是患者产生了气急喘促，坐也不是，卧也不是，喉中痰涎壅滞不畅，脉象见右寸实大的病症，其实这是因为热结肠腑、肺气无法肃降而导致的，对此可以采用宣白承气汤进行治疗。第三种是脉象见左尺坚牢，同时小便红赤，尿尿的时候有涩痛感，时常心烦，口渴现象明显，此时必须采用导赤承气汤进行对症治疗。第四种是热邪内阻心包、机窍堵闭不通，从而使神志不清，舌短缩，虽然感到口渴但是饮水却无法解渴，治疗时宜用牛黄承气汤。第五种是肠道津液不足，大便的传送因遭遇阻碍而引起便秘的情况发生，如同河道中无水致使船舶无法行驶，也就是"无水舟停"。对于治疗这种病症，可以给患者先服增液汤，若患者服用之后仍是大便不解，然后再用增液承气汤继续治疗。

【注释】

①下之不通：施用泻下之法，只是由于病情危重，所以达不到泻下之效应。

②应下失下：在阳明里实证刚形成的时候，没能乘正气未衰而在第一时间里攻下。

【主攻汤方】

《新加黄龙汤》

（苦甘咸法）

新加黄龙用海参，玄麦生地硝黄呈，
参归姜草扶正气，攻补兼施法可尊。

药材组成： 细生地、玄参、麦冬（连心）各15克，生甘草6克，人参4.5克（另煎汁90毫升）生大黄9克，芒硝3克，当归4.5克，海参（洗）2条，姜汁30毫升。

功用主治： 益气养阴，泻热通便。治阳明温病，应下失下，气液两亏，大便秘结，腹中胀满而硬，神疲少气，口干咽燥，唇裂舌焦，苔焦黄或焦黑燥裂。

用法用量： 水1.6升，煮取600毫升。先用200毫升，冲参汁30毫升，姜汁10毫升，顿服之。如腹中有响声，或转矢气者，为欲便也；候三至四小时不便，再如前法服200毫升；候六小时不便，再服200毫升。如服200毫升，即得便，止后服，酌服益胃汤一剂，余参或可加入。

方义备注： 方中大黄、芒硝急下燥热以存阴气；人参、当归补益气血；麦冬、生地、玄参、海参激阴养液；姜汁、大枣、甘草固护胃气，调和诸药；桔梗开宣肺气，通调胃肠。全方泻热通便与滋阴益气并行为治，使正气得运，阴血得复，则药力得行，大便可通，邪热自平。

谓承顺腑气，故名"宣白承气汤"。

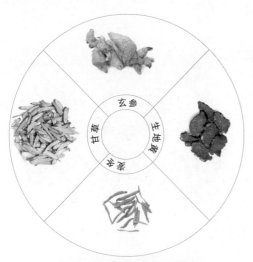

宣白承气汤方

（苦辛淡法）

宣白承气生石膏，大黄蒌壳杏仁敲，
除痰泻热兼医喘，黄降辛开力最豪。

药材组成：生石膏15克，生大黄9克，杏仁粉6克，瓜蒌皮4.5克。

功用主治：清肺定喘，泻热通便。治阳明温病，下之不通，喘促不宁，痰涎壅滞，大便闭结，脉右寸实大，证属肺气不降者。

用法用量：用水1升，煮取400毫升。先服200毫升，不愈再服。

方义备注：肺其色应白，与大肠相表里，主宣发肃降，腑气则赖肺气的肃降得以畅通。痰热内蕴，肺气不降，则变证丛生。本方中生石膏清泄肺热；生大黄泻热通便；杏仁粉宣肺止咳；瓜蒌皮润肺化痰，诸药同用，司使肺气宣降，腑气畅通，痰热得清，咳喘可止。"宣白"，指宣通肺气；"承气"，

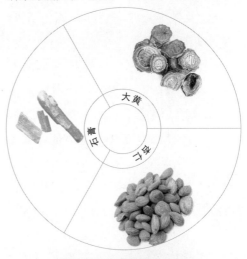

导赤承气汤

导赤承气治求因，左尺牢坚火腑寻，
小便赤痛时烦渴，赤芍连地柏硝军。

药材组成：赤芍药、生大黄各9克，细生地15克，黄连、黄柏各6克，芒硝3克。

功用主治：主阳明温病，下之不通，小便赤痛，心烦渴甚，脉左尺牢坚者。

用法用量：用水1升，煮取400毫升。先服200毫升，不下再服。

加减化裁：若小便涓滴不畅，尿色红赤，甚则夹有血块疼痛满急加剧，为络伤血溢，瘀热蕴结，阻于尿路，可于本方内加车前子、阿胶、栀子、小蓟或白茅根等药。

方义备注：方中大黄、芒硝攻下大肠热结。黄连苦寒清上中焦之热，黄柏苦寒，清下焦之热，二药配伍，则三焦之热可清，膀胱之热可祛。生

地甘寒，凉血滋阴，以滋膀水液之黏滞。赤芍活血凉血止痛，兼利尿，四药相伍，滋阴以泄热。

运用： 导热承气汤是为温病阳明腑实及小肠热盛而设，以身热，大便不通，小便涓滴不畅溺时疼痛，为辨证要点。现代本方常用于淋证、癃闭等的治疗。口腔炎、鹅口疮等心经有热；便秘、泌尿系感染等属下焦湿热者也可加减用之。

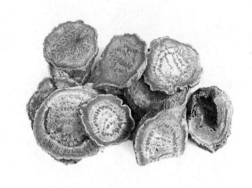

增液承气汤

增液承气玄地冬，更加硝黄力量雄，热结阴亏肠燥结，滋阴泻下法可宗。

药材组成： 玄参30克，麦冬(连心)、细生地各24克，大黄9克，芒硝4.5克。

功用主治： 滋阴增液，泄热通便。治阳明温病，热结阴亏，燥屎不行，下之不通，津液不足，无水舟停，服增液汤不下者。

用法用量： 上药以水1.6升，煮取600毫升，先服200毫升，不愈再服。

加减化裁： 本方主要用于温病后期，津液损伤后，又内有积滞的病症，也可用于痔疮日久，大便燥结不通，属热结阴亏者。偏于阴亏者，应重用玄参、麦冬、生地；偏于积滞者，则重用大黄、芒硝。

方义备注： 本方主治热结阴亏，燥屎不行之证。温热之邪，最易伤津耗液，热结胃肠，津液被灼，肠腑失调，

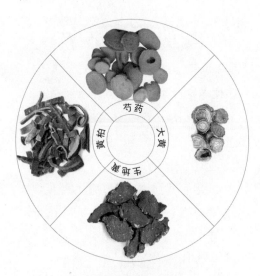

牛黄承气汤

牛黄承气条辨方，安宫丸内调大黄。

药材组成： 安宫牛黄丸二丸，大黄末6克。

功用主治： 通腑开窍。热入心包，神昏谵语，兼有腑实者。

用法用量： 将安宫牛黄丸化开，调下大黄末。先服一半，不愈再服。

传导失常，故燥屎不行。燥屎不行，邪热愈盛，阴津渐竭，故肠中燥屎虽用下法而不通，此即《温病条辨》"津液不足，无水舟停"之证。口干舌燥，舌红苔黄，乃热伤津亏之证。根据以上病机，治当滋阴增液，泄热通便。方中重用玄参为君，滋阴泄热通便，麦冬、生地为臣，滋阴生津，君臣相合，即增液汤，功能滋阴清热，增液通便；大黄、芒硝泄热通便、软坚润燥。

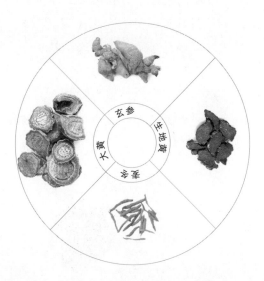

运用：本方适用于热结阴亏便秘证。以燥屎不行，下之不通，口干唇燥，苔黄，脉细数为证治要点。

十八 风温、温热、温疫、温毒、冬温

【原文】

下后虚烦不眠，心中懊憹，甚至反复颠倒[①]，栀子豉汤主之；若少气者，加甘草；若呕者，加姜汁。

【译文】

如果使用攻下法后，患者感到心烦无法入眠，内心懊恨不安，甚至郁闷烦乱，坐卧不安，那么就可以采用栀子豉汤进行治疗。如果患者兼有气短，则可加甘草；如果患者伴有呕吐，可以添加生姜汁。

【注释】

①反复颠倒：郁闷烦乱、坐卧不安。

【主攻汤方】

《栀子豉加甘草汤》

药材组成：栀子（劈）9克，香豉（绵裹）4克，甘草6克。

功用主治：清热除烦。治发汗吐下后，余热郁于胸膈，身热懊憹，虚烦不得眠，胸脘痞闷，按之软而不痛，嘈杂似饥，但不欲食，舌质红，苔微黄，脉数，兼见少气者。

用法用量：以水400毫升，先煮栀子、甘草，取200毫升，放入豉，煮取150毫升，去渣，分二服，温进一服。得吐者，止后服。

加减化裁：本方加丹参、玉竹、寸冬、生山药、茯苓治热扰胸膈；本方加炒枣仁、合欢皮、郁金、桔梗、枳壳亦治热扰胸膈；本方加川芎、苦酒治产后血虚气陷；本方加苦参、黄柏治肛门周围瘙痒；本方加枳实，旋覆花治噎嗝食不下。

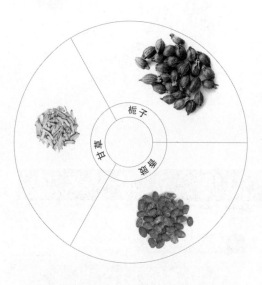

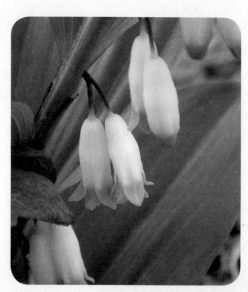

栀子生姜豉汤

药材组成： 栀子（劈）9克，生姜15克，香豉（绵裹）4克。

功用主治： 治栀子豉汤证兼见呕吐者。

用法用量： 以水400毫升，先煮栀子、生姜，取200毫升，放入豉，煮取150毫升，去渣，分二服，温进一服。得吐者，止后服。

加减化裁： 本方加法半夏治栀子豉汤证兼有呕吐者；本方去香豉、甘草，栀子一味9克研碎，然后浸入少量的70%酒精或白酒中，浸泡30～60分钟，取浸泡液与适量的面粉和匀，做成4个如5分硬币大小的面饼，临睡前贴压于患儿的涌泉穴（双）、内关穴（双），外包纱布，再用胶布固定，次晨取下，以患儿皮肤呈青蓝色为佳。治小儿发热；本方加地榆炭治便血；本方加桂枝、香附、砂仁、元胡治胃脘痛。

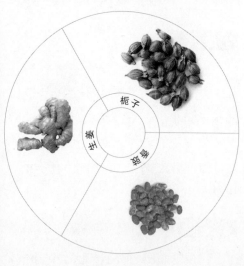

十九 风温、温热、温疫、温毒、冬温

【原文】

阳明温病，干呕口苦①而渴②，尚未可下者，黄连黄芩汤主之。不渴而舌滑者属湿温。温热，燥病也，其呕由于邪热夹秽，扰乱中宫③ 而然，故以黄连、黄芩彻其热，以芳香蒸变化其浊也。

【译文】

阳明温病，患者有作呕现象却无胃内容物吐出，口中有苦味且口渴，这个时候倘无腑实的征象，还不能使用攻下法，而是应该用黄连黄芩汤进行治疗。若口不渴，舌苔滑润，即为湿温病。

"温热病"这类疾病其实是一类以津液干燥为主要特征的疾病，本证出现干呕是因为秽浊被夹杂在邪热之中，扰乱了中焦脾胃的升降功能，因此用黄连、黄芩对邪热实施清除，用芳香清宣的药物清除秽浊。

【注释】

①口苦：泛指内热。

②渴：口渴。

③中宫：中焦脾胃，湿热秽浊之气最易损伤脾胃功能。

【主攻汤方】

《黄连黄芩汤方》

（苦寒微辛法）

黄连黄芩郁豉俦，阳明温病有干呕，口苦而渴中宫乱，未可下时此场谋。

药材组成：黄连、黄芩、香豆豉各6克，郁金4.5克。

功用主治：清热化浊。治阳明温病，干呕，口苦而渴，尚未可下者。

用法用量：用水1升，煮取400毫升，分二次服。

方义备注：温热是燥病；其呕，是由于邪热挟秽，扰乱中焦脾胃的功能，故以黄连、黄芩清除其热，以郁金、香豆豉宣化其秽。

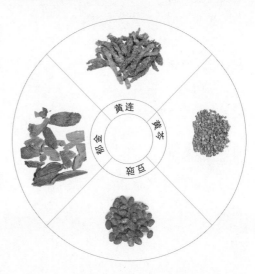

二十 风温、温热、温疫、温毒、冬温

【原文】

阳明温病，舌黄燥①，肉色绛②，不渴者，邪在血分，清营汤主之。若滑者，不可与也，当于湿温中求之。

【译文】

阳明温病，舌苔颜色呈现黄色且干燥，舌质呈现深红，口并不渴，这属邪在营血分的表现，此时可以通过清营汤进行治疗。若舌苔表现出滑润，则禁用清营汤，应根据湿温病的相关病症实施治疗。

【注释】

①舌黄燥：指舌苔颜色发黄，且干燥。

②肉色绛：指舌质呈红绛色。

【主攻汤方】

清营汤方（见上焦篇）。

二十一 风温、温热、温疫、温毒、冬温

【原文】

阳明斑者①，化斑汤主之。

【译文】

对于阳明温病发斑的，则应采用化斑汤进行对症治疗。

【注释】

①阳明斑者：指阳明温病伴有皮肤发斑症状的证候。斑：指皮肤颜色改变的皮损，形态为点大成片，平摊于皮肤之下，有触目之形，而无碍手之质，压之不褪色，消退后不脱屑。

【主攻汤方】

化斑汤方（见上焦篇）。

二十二 风温、温热、温疫、温毒、冬温

【原文】

阳明温病，下后疹①续出者，银翘散去豆豉，加细生地、大青叶、玄参、丹皮汤主之。

【译文】

阳明温病，使用攻下法后如果看到红疹外发于肌表的，则应采用银翘散去豆豉，加细生地黄、大青叶、玄参和牡丹皮汤进行对症治疗。

【注释】

①疹：与上条所述之斑相对应，均为皮肤损害，二者常相伴出现。疹的形态：点小如粟米，高出皮肤之上，抚之碍手，压之褪色，消退后脱屑。

【主攻汤方】

银翘散去豆豉加生地丹皮大青叶玄参牡丹皮方

药材组成：银花、玄参、连翘各30克，桔梗、薄荷、牛蒡子各18克，荆芥、细生地、竹叶各12克，生甘草15克，大青叶、丹皮各9克。

制法：上杵为散。

功用主治：清凉解肌，芳香透络。治太阴温病，发汗而汗不出，以致发疹者。

用法用量：加苇根，水煎服。

方义备注：温病发疹，为邪热郁于太阴，走窜血分，故用银翘散清凉解肌，芳香透络。去豆豉之辛温，加入甘寒凉血之生地、大青叶、丹皮，倍加玄参，以去血分之热，透疹外出。

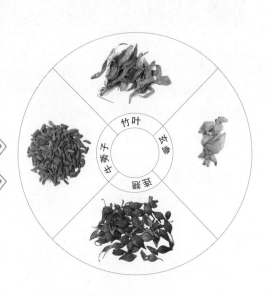

二十三 风温、温热、温疫、温毒、冬温

【原文】

斑疹，用升提^①，则衄^②，或厥^③，或呛咳^④，或昏痉^⑤，用壅补则瞀乱。

【译文】

温病发生斑疹，若用升散提举作用的方药进行对症治疗，则会导致衄血的现象发生，有的会导致肢体厥冷，有的会导致呛咳发生，有的甚至还会导致神昏痉厥的病症出现。若用壅滞滋补的方药进行治疗，会发生神志昏乱的现象。

【注释】

①升提：指的是使用升发作用的药物。如升麻、柴胡、葛根、三春柳、防风等。

②衄：鼻出血为衄，在这里泛指不同种类的出血。

③厥：指的是阴阳不相顺接而出现的四肢逆冷。

④呛咳：就像食物或痰浊误入喉及气管内而引起的剧烈咳嗽。

⑤昏痉：神昏抽搐及角弓反张等病症。

二十四 风温、温热、温疫、温毒、冬温

【原文】

斑疹阳明证悉具，外出不快^①，内壅^②特甚者，调胃承气汤微和之，得通则已，不可令大泄，大泄则内陷。

【译文】

温病出现斑疹，且已具备了阳明证的症候，但斑疹的透发并不畅快，热结内壅较为严重的，应采用调胃承气汤缓下热结，对胃气进行调和，如果大便通畅了就不能再下，因为不能过分地攻下，下泻太过只会导致病邪乘虚内陷。

【注释】

①不快：不顺畅，斑疹的透发顺利，说明正气充足，气血流畅，能够随斑疹的透发而祛邪外出，为顺证。

②内壅：内里热毒壅滞，致使斑疹不能外透。

【主攻汤方】

《调胃承气汤》

（方见前）

方义备注：方用调胃承气者，避枳、朴之温燥，取芒硝之入阴，甘草败毒缓中。

二十五 风温、温热、温疫、温毒、冬温

【原文】

阳明温毒发痘①者，如斑疹法，随其所在而攻之②。

温毒发痘，如小儿痘疮，或多或少，紫黑色，皆秽浊太甚，疗治失宜而然也。虽不多见，间亦有之。随其所在而攻，谓脉浮则用银翘散加生地、玄参，渴加花粉，毒重加金汁，人中黄，小便短加芩、连之类；脉沉内壅者，酌轻重下之。

【译文】

温毒病症，因病邪传入阳明而发生痘疮的，通常情况下可以按照治疗斑疹的方法进行相应的处理，按照病邪所在的部位不同，应使用各种攻逐病邪的治疗方法。

温毒发生痘疮和小儿所起的痘疮相类似，有的痘疮数量较多，有的痘疮数量较少。颜色呈现紫黑的，大部分是因为热毒挟具有比较严重的秽浊之气，再加上不妥当的治疗而引起的。尽管这并不常见，但是在有的时候也会发生。应按照病邪的所在部位而采取不一样的攻逐法，说具体一点就是，脉象表现浮的可以采用银翘散加生地和玄参进行治疗；病症中有口渴的应加天花粉；热毒较重的应加金汁和人中黄；小便短赤的应加黄芩和黄连之类的药物。脉象沉且里气壅滞的，可以按照热结的不同程度酌情地对攻下法进行使用。

【注释】

①痘：指的是天花。

②随其所在而攻之：辨其病位与病性，根据病邪所在部位而进行相应的攻逐方法。

二十六 风温、温热、温疫、温毒、冬温

【原文】

阳明温毒，杨梅疮①者以上法随其所偏而调之，重加败毒，兼与利湿。

【译文】

温毒病症，因病邪传入阳明而引发杨梅疮的，应通过上述的外治法进行治疗，按照病邪的轻重及部位存在差别而各自施治。在治疗的过程中，必须注意加重败毒，并且还要兼用利湿的药物。

【注释】

①杨梅疮：夫杨梅疮者，以其形似杨梅；又叫作"时疮"，因时气乖变，邪气凑袭；又叫作"棉花疮"，自期绵绵难绝。

二十七 风温、温热、温疫、温毒、冬温

【原文】

阳明温病，不甚渴，腹不满，无汗，小便不利，心中懊者，必发黄，黄者，栀子柏皮汤主之。

受邪太重，邪热与胃阳相搏，不得发越，无汗不能自通①，热必发黄矣。

【译文】

阳明温病，不太口渴，腹部也不感觉胀满，无汗，小便表现不畅利，内心懊恼，烦乱不安，很有可能会发生黄疸，若引发了黄疸，则应采用栀子柏皮汤进行治疗。

因感受病邪的程度过重，邪热与胃中阳气搏结，邪热不得发越，并且无汗，邪无外出的通路，郁而发热一定会使黄疸发生。

【注释】

①自通：邪气外出的途径、通路，也指邪气外出。

【主攻汤方】

《栀子柏皮汤》

药材组成： 栀子15克，甘草6克，黄柏15克。

功用主治： 清热利湿。主治黄疸，热重于湿证。身热，发黄，心烦懊恼，口渴，苔黄。

用法用量： 上三味，以水800毫升，煮取300毫升，去渣，分二次温服。

方义备注： 此湿淫于内，以苦燥之，热淫于内，佐以甘苦法。栀子清肌表，解五黄，又治内烦。黄柏泻膀胱，疗肌肤间热。甘草协利内外。三者其色皆黄，以黄退黄，同气相求。按又可但有茵陈大黄汤，而无栀子柏皮汤，温热发黄，岂皆可下者哉！

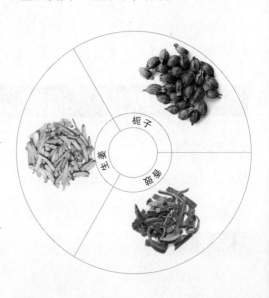

二十八 风温、温热、温疫、温毒、冬温

【原文】

阳明温病，无汗，或但头汗出，身无汗，渴欲饮水，腹满①，舌燥黄，小便不利者，必发黄，茵陈蒿汤主之。

【译文】

阳明温病，身上无汗，或仅仅头部出汗而身上却没有出汗，口渴且欲喝水，腹部感觉胀满，舌苔干燥且颜色呈黄色，小便也不通畅，这样就很有可能会出现黄疸，此时可以采用茵陈蒿汤进行治疗。

【注释】

①腹满：指腹部感觉胀满。

【主攻汤方】

《茵陈蒿汤》

茵陈蒿汤大黄栀，瘀热阳黄此方施，
便难尿赤腹胀满，清热利湿总相宜。

药材组成： 茵陈蒿18克，栀子（劈）9克，生大黄（去皮）9克。

功用主治： 清热利湿退黄。治湿热黄疸，一身面目俱黄，色鲜明如橘子，腹微满，口中渴，小便不利，舌苔黄腻，脉沉实或滑数。

用法用量： 上三味，以水1.2升，先煮茵陈减600毫升，放入余下二味，煮取300毫升，去渣，分三服。小便当利，尿如皂荚汁状，色正赤，一宿复减，黄从小便去。

加减化裁： 若湿重于热者，可加茯苓、泽泻、猪苓以利水渗湿；热重于湿者，可加黄柏、龙胆草以清热祛湿；胁痛明显者，可加柴胡、川楝子以疏肝理气。

方义备注： 方中茵陈清热利湿，疏利肝胆为君；栀子清泄三焦湿热，并可退黄为臣；大黄通利大便，导热下行为佐，三药相配，使湿热之邪从二便排泄，湿去热除，则发黄自退。

运用： 本方为治疗湿热黄疸之常用方，《伤寒论》用其治疗瘀热发黄，《金匮要略》以其治疗黄疸。病因皆缘于邪热入里，与脾湿相合，湿热壅滞中焦所致。湿热壅结，气机受阻，故腹微满、恶心呕吐、大便不爽甚或秘结；无汗而热不得外越，小便不利则湿不得下泄，以致湿热熏蒸肝胆，胆汁外溢，浸渍肌肤，则一身面目俱黄、黄色鲜明；湿热内郁，津液不化，则口中渴。舌苔黄腻，脉沉数为湿热内蕴之征。治宜清热，利湿，退黄。方中重用茵陈为君药，本品苦泄下降，善能清热利湿，

为治黄疸要药；臣以栀子清热降火，通利三焦，助茵陈引湿热从小便而去；佐以大黄泻热逐瘀，通利大便，导瘀热从大便而下。

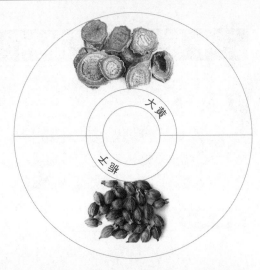

二十九 风温、温热、温疫、温毒、冬温

【原文】

阳明温病，无汗，实证未剧[1]，不可下，小便不利者，甘苦合化[2]，冬地三黄汤主之。

【译文】

阳明温病，身上没有出汗，里实证的表现也不明显，这个时候禁用攻下法进行治疗。若小便不通利，那么可以采用甘苦合化法，用冬地三黄汤进行对症治疗。

【注释】

①实证未剧：指的是阳明腑实证还没有形成。

②甘苦合化：甘能和缓补益滋养，苦能燥湿清热，舍而滋润清热。

【主攻汤方】

《冬地三黄汤方》

（甘苦合化阴气法）

冬地三黄芩柏连，玄参甘草共相添，
芦根汁与银花露，温病津亏湿热兼。

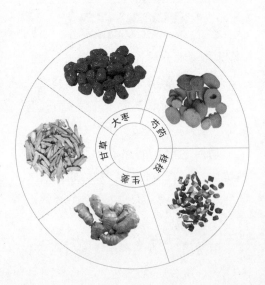

药材组成： 麦冬24克，黄连、黄芩、黄柏各3克，苇根汁（冲）、金银花露（冲）各半酒杯，细生地黄、玄参各12克，生甘草9克。

功用主治： 养阴生津，清热泻火。主阳明温病，邪热伤阴，无汗，小便不利者。

用法用量： 用水800毫升，煮取300毫升，分二次服。以小便得利为度。

三十 风温、温热、温疫、温毒、冬温

【原文】

温病小便不利者，淡渗①不可与也，忌五苓、八正辈②。

【译文】

温病患者有"小便不利"的症状时，应禁用淡渗利尿的药物，不能使用五苓散和八正散之类的方剂。

【注释】

①淡渗：指的是淡渗利水祛湿的药物。

②辈：意思是一类或一组。

三十一 风温、温热、温疫、温毒、冬温

【原文】

温病燥热，欲解燥者，先滋其干①，不可纯用苦寒也，服之反燥甚。

吾见温病而恣用苦寒，津液干涸不救者甚多。盖化气比本气更烈。故前条冬地三黄汤，甘寒十之八九，苦寒仅十之一二耳。至茵陈蒿汤之纯苦，止有一用，或者再用，亦无屡用之理。

【译文】

温病出现燥热的症状，要想对这些症状进行解除，就一定得先滋润将要干涸的津液，不能只使用苦寒药物，若只是单纯地给患者服用苦寒药，那么患者的燥热症状会更严重。

不少温病患者都是由于滥用了苦寒药物而使得津液干涸，最终因为不能救治而离开人世，这是因为药物所造成的病变比由于感受病邪而引起的病变还要严重。因此，上条使用的冬地三黄汤中，甘寒的药物所占的比例为十分之八九，而苦寒的药物所占的比例只有十分之一二，至于茵陈蒿汤也属纯苦的方剂，大多仅仅可以采用

一次，或用两次，而无反复使用的医
学道理。

【注释】

①干：指的是津液不足之干燥。

三十二 风温、温热、温疫、温毒、冬温

【原文】

阳明温病，下后热退，不可即食，食者必复①；周十二时后，缓缓与食，先取清者，勿令饱，饱则必复，复必重也。

【译文】

阳明温病，通过攻下法治疗届热势已经退去，这个时候千万不能马上大量地进食，若大量地进食，就一定会引起病情复发，人们称其为"食复"。

应在热退24小时后再慢慢地给患者食物，同时一定要注意，先进食清淡易消化的食物，千万不能让患者一下子吃得过饱，如果过饱了，也会使病情复发。若发生了食复，那么患者的病情一定会比原来的还要严重得多。

【注释】

①食者必复：因饮食失宜，引起疾病愈后的复发。

三十三 风温、温热、温疫、温毒、冬温

【原文】

阳明温病，下后脉静①，身不热②，舌上津回，十数日不大便，可与益胃、增液辈，断不可再与承气也。下后舌苔未尽退，口微渴，面微赤，脉微数，身微热，日浅者亦与增液辈，日深舌微干者，属下焦复脉法也（方见下焦）。勿轻与承气，轻与者肺燥而咳，脾滑而泄，热反不除，渴反甚也，百日死。

【译文】

阳明温病，攻下后脉象表现平静，身热已经退去，干燥的舌面也已经转为滋润有津，然而，若十多天不解大便，便能采用益胃汤、增液汤类型的方剂进行治疗，而不能再投用承气汤进行治疗。攻下后黄燥的舌苔还没有完全消退，口渴的程度轻微，颜面稍微有点发红，脉象微数，身有低热，若病情在逐渐减轻，也可用增液汤治疗；

若病情在慢慢地加重，且舌面干燥、少津的，这其实属下焦病症，治疗时则应当用复脉汤。千万不能轻率地投用承气汤，如果误用了承气汤来治疗，就会导致患者因肺阴干燥而呛咳，脾气大虚而滑泄，身热和口渴反而加重，通常会迁延到约100天就会离开人世。

【注释】

①脉静：指的是脉象安静和缓，无躁急之象，由于邪热已被清除，无邪正斗争，所以脉象也就恢复了正常。

②身不热：无发热及面赤、尿黄等热象。

三十四 风温、温热、温疫、温毒、冬温

【原文】

阳明温病，渴甚者①，雪梨浆沃之。

【译文】

阳明温病，口渴程度很严重的，在治疗上可以采用雪梨浆从而对阴液进行滋养。

【注释】

①渴甚者：指的是口渴严重的。

三十五 风温、温热、温疫、温毒、冬温

【原文】

阳明温病，下后微热，舌苔不退者，薄荷末拭①之。以新布蘸新汲凉水，再蘸薄荷细末，频擦舌上。

【译文】

阳明温病，攻下后会稍微发热，黄燥舌苔还没有彻底消退的，可以采用薄荷细末在舌上揩拭的方式进行治疗。用干净的新布蘸刚汲取的凉井水，然后蘸上已经研细的薄荷细末，反反复复地对舌面进行擦拭。

【注释】

①拭：擦拭。

三十六 风温、温热、温疫、温毒、冬温

【原文】

阳明温病，斑疹温痘、温疮、温毒，发黄、神昏①谵语者，安宫牛黄丸主之。

【译文】

阳明温病，不管是斑疹、温痘，还是温疮、温毒、黄疸，凡是有神志昏迷和谵语症状的，在治疗方面均可以采用安宫牛黄丸。

【注释】

①神昏：神志昏迷。

三十七 风温、温热、温疫、温毒、冬温

【原文】

风温、春温（温热）、温疫、温毒、冬温之在中焦，阳明病居多①；湿温之在中焦，太阴病居多；暑温则各半也。

【译文】

风温、春温（也就是"温热"）、温疫、温毒和冬温等疾病的中焦病症，主要表现为阳明胃的病变；湿温病的中焦病症，主要表现为太阴脾的病变；暑温病的中焦病症，大部分是脾胃同病。

【注释】

①阳明病居多：以阳明胃的病变为主。

三十八 暑温、伏暑

【原文】

脉洪滑，面赤，身热，头晕，不恶寒，但恶热，舌上黄滑苔，渴欲凉饮，饮不解渴，得水则呕，按之胸下痛，小便短，大便闭者，阳明暑温①，水结在胸②也，小陷胸汤加枳实主之。

【译文】

温病患者产生脉象洪滑，颜面红赤，身体有发热感，头表现昏晕，并不恶寒，只感到恶热，舌苔不仅颜色发黄而且滑润，口渴想喝凉水，但是喝水之后无法解渴，反而水入马上就

吐了出来，一按压胸部下方，就有疼痛感，小便短少，大便秘结。其实，该病症属阳明暑温的实际表现，是水与暑热之邪在胸脘互结的病症，在治疗方面可以采用小陷胸汤加枳实。

【注释】

①阳明暑温：是对以上证候的总结和概括。具备面赤、但热不寒，口渴引饮，舌黄、脉洪等里热甚的临床表现；同时又有舌滑、脉滑、呕水等暑病挟湿的证候。

②水结在胸：按之胸下痛，故称"结在胸"。痰浊湿邪为其病因，所以叫作"水结"。

【主攻汤方】

《小陷胸加枳实汤方》

（苦辛寒法）

药材组成：黄连、枳实各6克，瓜蒌9克，半夏18克。

功用主治：治阳明暑温，水结在胸，身热面赤，头晕，不恶寒，但恶热，渴欲凉饮，饮不解渴，得水则呕，按之胸下痛，小便短，大便闭，舌上黄滑苔。

用法用量：上药用急流水1升，煮取400毫升，分两次服。

方义备注：脉洪面赤，不恶寒，病已不在上焦矣。暑兼温热，热甚则渴，引水求救。湿郁中焦，水不下行，反来上逆，则呕。胃气不降，则大便闭。故以黄连、瓜蒌清在里之热痰，半夏除水痰而强胃，加枳实者，取其苦辛通降，开幽门而引水下行。

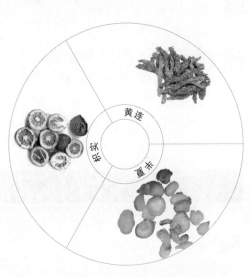

三十九 暑温、伏暑

【原文】

阳明暑温，脉滑数，不食不饥不便，浊痰凝聚，心下痞①者，半夏泻心汤去人参、干姜、大枣、甘草加枳实、杏仁主之。

【译文】

阳明暑温，引发脉象滑数，不想吃东西，不觉得饿，不解大便等症状，其真正的缘故是浊痰与湿热相互凝聚，如果有胃脘部痞塞胀满感的，则应采用半夏泻心汤去掉人参、干姜、大枣和甘草再加枳实和苦杏仁方进行对症治疗。

【注释】

①心下痞：指胃脘部满闷，按之没有包块而柔软不痛。

【主攻汤方】

《半夏泻心汤去干姜甘草加枳实苦杏仁方》

（苦辛寒法）

药材组成： 半夏30克，黄连、枳实各6克，黄芩、苦杏仁各9克。

功用主治： 阳明暑温，脉滑数，不食不饥不便，浊痰凝聚，心下痞。

用法用量： 上药加水8杯，煮成3杯药液，分3次服下。中气虚弱的患者可再加入人参6克、大枣3枚。

方义备注： 半夏、枳实开气分之湿结；黄连、黄芩开气分之热结；杏仁开肺与大肠之气痹。暑中热甚，故去干姜。非伤寒误下之虚痞，故去人参、甘草、大枣，且畏其助湿作满也。

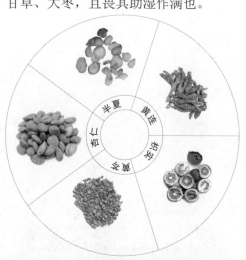

四十 暑温、伏暑

【原文】

阳明暑温，湿气已化①，热结独存，口燥咽干，渴欲饮水，面目俱赤，舌燥黄，脉沉实者，小承气汤各等分下之。

暑兼湿热，其有体瘦质燥之人，感受热重湿轻之证，湿先从热化尽，只余热结中焦，具诸下证，方可下之。

【译文】

阳明暑温，湿邪已经慢慢化燥，仅有胃肠道热结还留存，产生口中作燥，咽喉发干，口渴想喝水，颜面目睛红赤，舌苔颜色发黄且干燥，脉象表现沉实等病症，治疗时可以采用小承气汤攻下，但方中三味药的分量必须一样才行。

体质消瘦而阴虚燥热者，受暑兼湿热病邪后，形成这样的证候即"热重湿轻"，在病变期间，湿邪多易化火化燥而不再存在，仅仅剩下热结阻于中焦胃肠的实际病症，当具备了不少适应于攻下的证候后，这个时候才能用攻下法进行对症治疗。

【注释】

①湿气已化：暑为热邪，必挟湿邪。可能有以下三种原因：一则湿气较少，二则人的体质燥化多火，三则经过化湿治疗，湿气得以化解。

【主攻汤方】

小承气汤

药材组成：大黄（酒洗）9克，厚朴（炙，去皮）9克，枳实（大者，炙）9克。

功用主治：轻下热结，除满消痞。

治伤寒阳明腑实证。谵语潮热，大便秘结，胸腹痞满，舌苔黄，脉滑数，痢疾初起，腹中疠痛，或脘腹胀满，里急后重者。

用法用量：上药三味，以水800毫升，煮取400毫升，去渣，分二次温服。

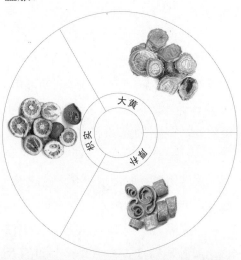

四十一 暑温、伏暑

【原文】

暑温蔓延①三焦，舌滑微黄，邪在气分者，三石汤主之；邪气久留，舌绛苔少，热搏血分者，加味清宫汤主之；神识不清，热闭内窍者，先与紫雪丹，再与清宫汤。

【译文】

暑温病病邪蔓延到上焦、中焦和下焦，患者舌苔颜色呈淡黄色且滑润，其实这是病邪在三焦气分的具体表现，

治疗时可以采用三石汤；若病邪在三焦停留的时间很长，患者产生舌质红绛而少苔的现象，则说明热邪已经搏结于血分，此时治疗应采用加味清宫汤；若患者神志昏迷，其实是因邪热内闭心窍所致，必须先采用紫雪丹，再给患者服用清宫汤。

【注释】

①蔓延：形容邪气不断向周围扩散，累及多个脏腑部位。

【主攻汤方】

《三石汤方》

三石汤用金汁调，银通杏竹滑寒膏，
三焦暑热舌黄滑，气分邪漫此法超。

药材组成： 生石膏15克，寒水石、苦杏仁、飞滑石、金银花（用金银花露更好）各9克，竹茹（炒）、白通草各6克，金汁（冲）1酒杯。

功用主治： 清热利湿，宣通三焦。治暑湿弥漫三焦，邪在气分，身热汗出，面赤耳聋，胸脘痞闷，下利稀水，小便短赤，咳嗽带血。不甚渴饮，舌质红，苔黄滑，脉滑数。

用法用量： 取清水一升，煎成400毫升，分二次温服。

方义备注： 此微苦辛寒兼芳香法也。盖肺病治法，微苦则降，过苦反过病所，辛凉所以清热，芳香所以败毒而化浊也。按三石，紫雪丹中之君药，取其得庚金之气，清热退暑利窍，兼走肺胃者；方中杏仁宣开上焦肺气，石膏、寒水石、竹茹清中焦之热，滑石、通草利下焦湿热，银花、金汁涤暑解毒。诸药合用，共奏清热和湿，宣通三焦之功。

《加味清宫汤》

清宫汤方治谵昏，误汗偏多用五心。
玄冬竹翘莲同没，尖磨犀角可清神。
血分热搏苔少绛，胸中大热早清金，
须加三位知银沥，驱尽三焦邪暑温。

药材组成： 清宫汤加知母9克，银花6克。

功用主治： 暑温漫延三焦，邪气久留，舌绛苔少，热搏血分者。

用法用量： 竹沥5茶匙冲入服。

方义备注： 此方为苦辛寒法。知母泻阳明独胜之热，而保肺清金；银花败毒而清络；竹沥除胸中大热，止烦闷消渴；合清宫汤为暑延三焦血分之治。

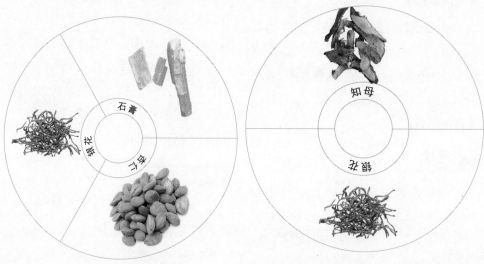

四十二 暑温、伏暑

【原文】

暑温伏暑，三焦均受①，舌灰白，胸痞闷，潮热呕恶，烦渴自利，汗出溺短者，杏仁滑石汤主之。

【译文】

暑温和伏暑病，病邪已深入到上焦、中焦和下焦，患者产生舌苔灰白，胸脘部痞塞胀闷，下午发热现象明显，恶心呕吐，心情烦躁，口中干渴，大便变得溏泻，全身都在出汗，小便短少等情况，治疗时可以采用杏仁滑石汤。

【注释】

①三焦均受：指的是邪气散漫，三焦病症均见。

【主攻汤方】

《杏仁滑石汤方》

（苦辛寒法）

杏仁滑石方，橘半朴芩通。

郁连三焦受，伏暑暑温清。

证见胸痞闷，舌白潮热生。

烦渴还自利，溺短汗不停。

药材组成： 苦杏仁、滑石、厚朴、半夏各9克，黄芩、郁金各6克，橘红4.5克，黄连、通草各3克。

功用主治： 宣畅气机，清利湿热。治湿热弥漫三焦，胸脘痞闷，潮热呕恶，烦渴自利，汗出溺短，舌灰白。

用法用量： 水1.6升，煮取600毫升，分三次服。

方义备注： 本方主要治疗暑湿弥漫三焦之证，因湿热并重，故方中用药清热与化湿并用。方中杏仁、滑石、半夏行气利湿；黄芩、厚朴、郁金清热行气；橘红、黄连、白通草清利湿热。临床可用于治疗胆囊炎、肝炎有上述证者。

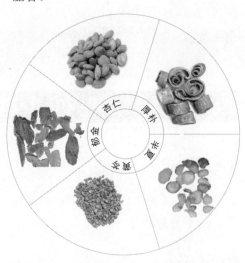

四十三 寒湿

【原文】

湿之入中焦①，有寒湿②，有热湿③，有自表传来，有水谷内蕴，有内外相合。其中伤也，有伤脾阳，有伤脾阴，有伤胃阳，有伤胃阴，有两伤脾胃。伤脾胃之阳者十常八九，伤脾胃之阴者十居一二。彼此混淆，治不中窍，遗患无穷，临证细推，不可泛论。

【译文】

湿邪侵犯中焦后，有的实际表现为寒湿，有的实际表现为热湿。其中焦的湿邪，有的是从肌表传入的，有的是由于脾胃无法运化水谷而内生的，还有的是内湿和外湿两者相结合而导致疾病发生的。湿邪损伤中焦的主要表现为：有的主要是伤及脾阳，有的主要是伤及脾阴，有的主要是伤及胃阳，有的主要是伤及胃阴，有的可以使脾胃同时遭到损伤。通常来讲，伤及脾胃阳气所占的比例是十之八九，损伤脾胃阴液所占的比例一般情况是十之一二。若对以上所说的差别彼此混淆，那么治疗时就无法切中病情要害，甚至还会后患无穷。如果临床上遭遇这类病症，就必须认真地推敲和分析，千万不能笼统、泛泛地对病情进行判断。

【注释】

①湿之入中焦：指的是湿邪侵袭人体，最易进入中焦，影响脾胃功能。

②寒湿：寒邪与湿邪相合为病。

③热湿：热邪与湿邪相合为病。

四十四 寒湿

【原文】

足太阴寒湿①，痞结胸满，不饥不食，半苓汤主之。

【译文】

寒湿侵犯了足太阴脾，产生胸脘痞满，不觉得饿，不思进食等症状，治疗时应该采用半苓汤。

【注释】

①足太阴寒湿：脾与胃，太阴与阳明，同居中焦，互为表里。阳明为阳，太阴为阴，寒湿犯中焦，统称为足太阴寒湿。

【主攻汤方】

《半苓汤方》

（苦辛淡渗法）

半苓各五一钱连，通草八钱厚朴三。
湿郁不饥不食证，痞结胸满太阴寒。

药材组成：半夏、茯苓块各 15 克，川连 3 克，厚朴 9 克，通草 24 克（煎汤煮前药）。

功用主治：燥湿利水。主治湿郁于脾，胸部痞满，不饥不食。

用法用量：用水 1.2 升，煮通草成 800 毫升，再入余药，煮成 300 毫升，分三次服。

加减化裁：脾虚者去黄连加白蔻；呕恶加藿香、苏梗；纳差加山楂、鸡内金、炒谷芽或麦芽。

方义备注：此方用半夏燥湿运脾，恢复脾运；厚朴醒脾化湿，行气除满；茯苓、通草通调水道，导湿下行；稍佐黄连燥湿和脾，清其郁热，合而用之，体现苦辛淡渗，运脾除湿之法。方中通草用量最重，是欲借此甘淡渗湿而不伤脾，令湿有外出去路；黄连用量最轻，是欲借此苦以燥湿，并微清其热。

运用：本方有化胃和湿之功效，用于寒湿阻滞中焦所致痞满、纳差、呕逆等，今用于胃手术后苔白腻，伴有呕恶，腹胀纳呆、便秘或腹泻等术后反应有效。

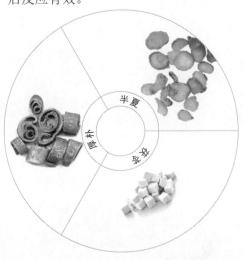

四十五 寒湿

【原文】

足太阴寒湿，腹胀，小便不利，大便溏而不爽，若欲滞下[①]者，四苓加厚朴秦皮汤主之，五苓散亦主之。

【译文】

寒湿伤及足太阴脾，患者产生腹部胀满，小便不利，大便稀溏而解时并不通畅，就像痢疾出现里急后重的感觉等病症，治疗时可以采用四苓加厚朴秦皮汤，也可以采用五苓散。

【注释】

①滞下：痢疾的古称。以腹痛，

里急后重，便利脓血为主要表现，即现称的"痢疾"。

《四苓加厚朴秦皮汤方》

（苦温淡法）

药材组成：茅术、厚朴各9克，茯苓块15克，猪苓、泽泻各12克，秦皮6克。

功用主治：足太阴寒湿，腹胀，小便不利，大便溏而不爽，若欲滞下者。

用法用量：水8杯，煮成3杯，分3次服。

方义备注：四苓辛淡渗湿，使膀胱开而出邪，以厚朴泻胀，以秦皮洗肝也。

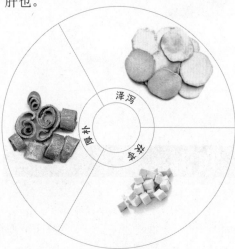

《五苓散》

（甘温淡法）

五苓散治太阳腑，白术泽泻猪茯苓，
桂枝化气兼解表，小便通利水饮逐。

药材组成：泽泻48克，猪苓、茯苓、白术各30克，桂枝15克。

功用主治：利水渗湿，温阳化气。伤寒太阳膀胱蓄水证。小便不利，头痛微热，烦渴欲饮，甚则水入即吐，舌苔白，脉浮；水湿内停。水肿，泄泻，小便不利，以及霍乱等；痰饮。脐下动悸，吐涎沫而头眩，或短气而咳者。

用法用量：为散剂，每次服3～6克；或作汤剂，水煎服。

加减化裁：水气壅盛者，可加桑白皮、生姜皮、大腹皮等加强利水渗湿的功效；水肿兼有表证者，可加苏叶、麻黄以解表宣肺；肾阳不足、腰痛腿弱者，桂枝易肉桂或加附子以温壮肾阳。

方义备注：方中猪苓、茯苓、泽泻淡渗利湿，白术健脾燥湿，桂枝解表化气。五药相配，使水行气化，表解脾健，则蓄水、痰饮所致诸证自除。

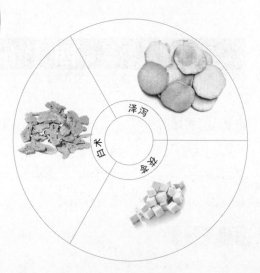

运用：本方常用于治疗肾炎、心脏病、肝硬化引起的水肿，以及急性肠炎、脑积水、尿潴留、梅尼埃病等病，证属水湿内停者。

使用注意：本方渗利作用强，不宜常服；湿热者忌用。

四十六 寒湿

【原文】

足太阴寒湿，四肢乍冷[①]，自利，目黄[②]，舌白滑，甚则灰，神倦不语，邪阻脾窍，舌蹇语重，四苓加木瓜、草果、厚朴汤主之。

【译文】

寒湿伤及足太阴脾，四肢有的时候发冷，大便稀薄而次数明显地增多，眼白发黄，舌苔颜色发白且变得滑润，甚至颜色呈现灰色，精神疲惫，根本不想言语，病邪阻碍于脾所开窍的口，语言变得不仅蹇涩而且重浊，治疗时应该采用四苓加木瓜、草果、厚朴汤。

【注释】

①四肢乍冷：指四肢发冷。

②目黄：指黄疸发黄，即目之白睛黄染。

【主攻汤方】

《四苓加木瓜厚朴草果方》

（苦热兼酸淡法）

药材组成：生白术、半夏各9克，猪苓、泽泻各4.5克，赤苓块15克，木瓜、厚朴各3克，草果2.4克。

功用主治：足太阴寒湿，四肢乍冷，自利，目黄，舌白滑，甚则灰，神倦不语，邪阻脾窍，舌蹇语重。

用法用量：上药加水8杯，煮成3杯药液，分3次服下。

加减化裁：对于平素阳气虚弱的，应加入附子6克。

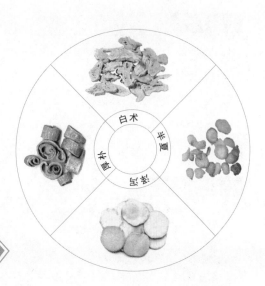

方义备注：湿以下行为顺，故以四苓散驱湿下行，加木瓜以平木，治其所不胜也。厚朴以温中行滞，草果温太阴独胜之寒，芳香而达窍，补火以生土，驱浊以生清也。

四十七 寒湿

【原文】

足太阴寒湿，舌灰滑，中焦滞痞①，草果茵陈汤主之；面目俱黄，四肢常厥②者，茵陈四逆汤主之。

【译文】

寒湿损伤了足太阴脾，会使患者产生舌苔颜色发灰而滑润，脘腹部痞胀不舒等症，对此，可采用草果茵陈四逆汤；若患者的面部皮肤已经发黄，眼白也已经发黄，并且有四肢时常发冷等情况，适宜采用茵陈四逆汤。

【注释】

①滞痞："滞"为停滞不行，即湿浊腻滞，脾气不运，包括纳呆食不下之意；"痞"为塞痞胀满。

②四肢常厥：脾主四肢，脾阳不振，四肢厥冷，脉不出。

【主攻汤方】

《草果茵陈汤方》

（苦辛温法）

草果茵陈猪苓朴，泽泻三皮广腹苓，
中焦滞痞寒湿困，舌上灰滑取其通。

药材组成：草果3克，茵陈、茯苓皮各9克，厚朴、猪苓、大腹皮各6克，广陈皮、泽泻各4.5克。

功用主治：行气除满，利湿退黄。足太阴寒湿，舌灰滑，中焦滞痞。

用法用量：上药加水5杯，煮成两杯药液，分两次服下。

方义备注：本方用草果为君，茵陈祛陈生新，生发阳气的功能最快，故以为佐，裹以大腹皮、厚朴、广陈皮共成泻痞之功，导以猪苓、泽泻使湿外出，其治湿治痞结，非温通而兼开窍不可。

运用：本方具有祛湿退黄，行气除满之功效，用于寒湿发黄，痞满的治疗。

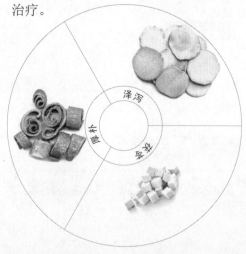

◀茵陈四逆汤方▶

（苦辛甘热复微寒法）

茵陈四逆附姜草，只需四位方即成，
面目黄发且肢厥，寒湿在脾两分明。

药材组成： 附子（炮）9克，干姜
15克，炙甘草6克，茵陈18克。

功用主治： 治黄疸阴证。皮肤凉
又烦热，欲卧水中，喘呕，脉沉细迟
无力而发黄者。

用法用量： 上药加水5杯，煮成
两杯药液。趁温先服1杯，如果四肢
转温，则不必再服；假若四肢仍然发冷，

就再服另一杯；如服完1剂后四肢仍
不转温，可以再煎1剂服下。

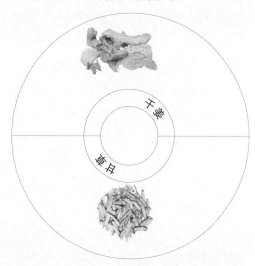

四十八 寒湿

【原文】

足太阴寒湿，舌白滑，甚则灰，
脉迟，不食，不寐，大便窒塞①，浊阴
凝聚，阳伤腹痛②，痛甚则肢逆，椒附
白通汤主之。

【译文】

寒湿伤及了足太阴脾，会使舌苔
颜色发白而滑润，甚至在颜色上还呈
现出灰色，脉象表现迟缓，不想吃东西，
夜里难以入眠，大便闭结不通，这是由
于寒湿浊阴在中焦凝聚着，阳气受损而
导致腹痛，若疼痛剧烈引发四肢有发
冷的感觉，对此，可以采用椒附白通汤。

【注释】

①大便窒塞：指的是大便不通。

②阳伤腹痛：阴湿秽浊凝聚中焦，
阳气损伤，阳气为阴邪所困，不通则痛。

【主攻汤方】

◀椒附白通汤方▶

药材组成： 生附子（炒黑）9克，
花椒（炒黑）、淡干姜各6克，葱白3
茎，猪胆汁半烧酒杯（去渣后调入）。

功用主治： 齐通三焦之阳，急驱
浊阴。主治足太阴寒湿，舌白滑，甚
则灰，脉迟，不食，不寐，大便窒塞，
浊阴凝聚，阳伤腹痛，痛甚则肢逆。

用法用量： 上药加水5杯，煮成2杯药液，放凉后分两次服下。

方义备注： 此方为苦辛热法复方。苦与辛合，能降能通，非热不足以胜重寒而回阳。附子益太阳之标阳，补命门之真火，助少阳之火热。盖人之命火，与太阳之阳少阳之阳旺，行水自速。三焦通利，湿不得停，焉能聚而为痛，故用附子以为君，火旺则土强。干姜温中逐湿痹，太阴经之本药，川椒燥湿除胀消食，治心腹冷痛，故以二物为臣。葱白由内而达外，中空通阳最速，亦主腹痛，故以为之使。浊阴凝聚不散，有格阳之势，故反佐以猪胆汁，猪水畜，属肾，以阴求阴也；胆乃甲木，从少阳，少阳主开泄，生发之机最速。此用仲景白通汤，与许学士椒附汤，合而裁制者也。

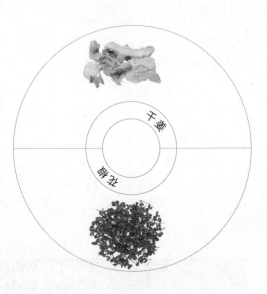

四十九 寒湿

【原文】

阳明寒湿，舌白腐①，肛坠痛，便不爽，不喜食，附子理中汤去甘草加广陈皮、厚朴汤主之。

【译文】

寒湿损伤了足阳明胃，使患者产生舌苔白腐，肛门有下坠疼痛感，大便不爽，不想吃东西的症状，此时可以采用附子理中汤去甘草加广陈皮厚朴汤。

【注释】

①舌白腐：指的是舌苔颜色白，如豆腐渣堆在舌面，颗粒大，松而厚，易刮脱。

【主攻汤方】

《附子理中汤去甘草
加厚朴广陈皮汤方》

（辛甘兼苦法）

药材组成： 生茅术9克，人参、

炮干姜、广陈皮、生附子（炮黑）各4.5克，厚朴6克。

用法用量： 上药加水五杯，煮成两杯药液，分两次服下。

功用主治： 阴阳寒湿，舌白腐，肛坠痛，便不爽，不喜食。

方义备注： 九窍不和，皆属胃病。胃受寒湿所伤，故肛门坠痛而便不爽；阳明失阖，故不喜食。理中之人参补阳明之正，苍术补太阴而渗湿，姜、附运坤阳以劫寒，盖脾阳转而后湿行，湿行而后胃阳复。去甘草，畏其满中；加厚朴、广陈皮，取其行气。合而言之，辛甘为阳，辛苦能通之义。

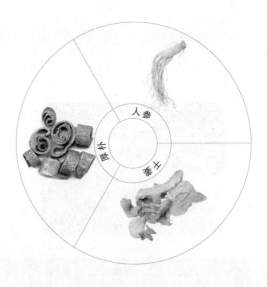

五十 寒湿

【原文】

寒湿伤脾胃两阳，寒热[1]，不饥，吞酸[2]，形寒，或脘中痞闷，或酒客湿聚，苓姜术桂汤主之。此兼运脾胃，宣通阳气之轻剂也。

【译文】

寒湿伤及脾和胃的阳气，恶寒发热，不觉得饿，胃中有酸水上泛，时常会有发冷的感觉，或觉得脘腹部痞塞满闷不舒，或平时喜欢饮酒从而使湿邪内聚，此时应该采用苓姜术桂汤。

【注释】

①寒热：外感时令之寒湿，自表传里，在胃则热，在脾则寒，表里同病，故时寒时热。

②吞酸：胃酸自胃中上涌至咽喉，咽喉受酸味刺激后，随即吞咽而下。

【主攻汤方】

《苓姜术桂汤方》

（苦辛温法）

药材组成： 茯苓块15克，生姜、炒白术、桂枝9克。

功用主治：运脾胃，宣通阳气。主寒湿伤脾胃两阳，寒热，不饥，吞酸，形寒，或脘中痞闷，或酒客湿聚。

用法用量：水5杯，煮取4杯，分温再服。

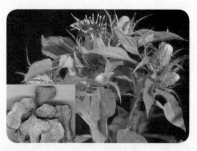

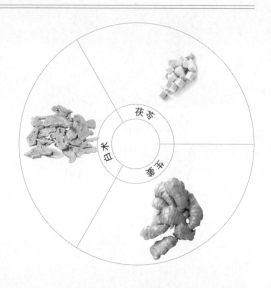

五十一 寒湿

【原文】

湿伤脾胃两阳，既吐且利，寒热身痛，或不寒热，但腹中痛，名曰霍乱。寒多①，不欲饮水者，理中汤主之。热多②，欲饮水者，五苓散主之。吐利汗出，发热恶寒，四肢拘急，手足厥逆，四逆汤主之。吐利止而身痛不休者，宜桂枝汤小和之。

【译文】

湿邪伤及脾胃的阳气，产生呕吐，同时伴有腹泻，恶寒发热，身体疼痛等病症，或无恶寒发热，仅仅是腹部有疼痛感，人们常常称该种病症为"霍乱"。寒象比较明显，表现为不想喝水的，治疗方剂可以采用理中汤；发热

情况较为明显，口渴想喝水的，治疗方剂可以采用五苓散。若见患者呕吐、腹泻交作，身有出汗现象，发热恶寒，四肢拘挛无法得到伸展，手和足均发冷的，治疗时必须投用四逆汤。若呕吐、腹泻现象已经停止，但是身体疼痛感依然存在的，适宜采用桂枝汤从而起到调和营卫的作用。

【注释】

①寒多：霍乱有寒热之辨。寒霍乱又称"寒气霍乱"，多因阳气素虚，内伤生冷，外感寒湿所致。症见上吐下泻，吐利清水，或如米泔水，不甚秽臭，腹痛轻微，恶寒，四肢清冷，口唇及指甲青紫，脉沉紧或沉伏。

②热多："热霍乱"又称"热气霍乱"；多因饮食厚味所伤，或外感暑热、湿热、秽臭郁遏中焦所致。症见腹中绞痛，呕吐泄泻，泻下热臭，胸闷，心烦，发热，口渴，小便黄赤，舌苔黄腻，脉洪数或沉数。

【主攻汤方】

理中汤方

（甘热微苦法，药物用量根据实际情况灵活掌握）

理中参草配术姜，寒热腹痛不渴详。
脾胃阳伤湿为害，霍乱身痛吐利狂。

药材组成： 人参、甘草、白术、干姜各90克。

功用主治： 温中祛寒，补气健脾，治脾胃虚寒证，自利不渴，呕吐腹痛，腹满不食及中寒霍乱，阳虚失血，如吐血、便血或崩漏，胸痹虚证，胸痛彻背，倦怠少气，四肢不温。现用于急、慢性胃炎、胃窦炎、溃疡病、胃下垂、慢性肝炎等属脾胃虚寒者。

用法用量： 用水1.6升，煮取600毫升，去渣，每次温服200毫升，日三服。服汤后，如食顷，饮热粥200毫升左右，微自温，勿揭衣被。

方义备注： 方中干姜温运中焦，以散寒邪为君；人参补气健脾，协助干姜以振奋脾阳为臣；佐以白术健脾燥湿，以促进脾阳健运；使以炙甘草调和诸药，而兼补脾和中，诸药合用，

使中焦重振，脾胃健运，升清降浊机能得以恢复，则吐泻腹痛可愈。

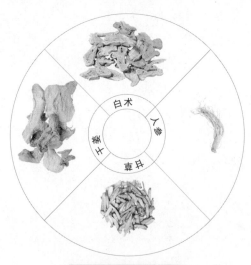

四逆汤方

（辛甘热法，药物用量根据实际情况灵活掌握）

四逆汤中附草姜，四肢厥冷急煎尝，
腹痛吐泻脉沉细，急投此方可回阳。

药材组成： 炙甘草60克，干姜45克，生附子（去皮）1枚，人参30克。

功用主治： 回阳救逆。治少阴病，四肢厥逆，恶寒蜷卧，呕吐腹痛，下利清谷；神衰欲寐，以及太阳病误汗亡阳，脉沉迟微细者。现用于心肌梗死，心力衰竭，急性胃肠炎吐泻失水，以及急性病大汗出而见虚脱者。

用法用量： 上三味，以水600毫升，煮取240毫升，去渣，分二次温服。身体强壮的人可将附子与干姜加倍。

加减化裁： 若脐上筑者，肾气动也，

去术加桂四两。吐多者，去术加生姜90克。下多者还用术。

　　悸者加茯苓60克。渴欲饮水者，加术足前成125克。腹中痛者，加人参足前成125克。寒者，加干姜足前成125克。腹满者，去术加附子一枚。服汤后，如食顷，饮热粥一升许，微自汗，勿发揭衣服。

　　方义备注：方中生附子大辛大热，温壮肾阳，祛寒救逆为君；干姜辛热，温里祛寒，以加强附子回阳之效为臣；

炙甘草甘温，益气和中，并缓解附、姜燥烈之性为佐、使。三味配合，具有回阳救逆之功。

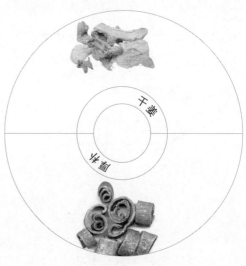

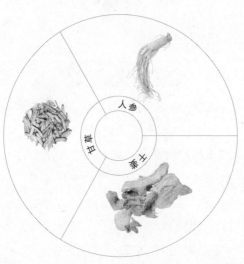

〈五苓散方〉

（见前）

　　加减化裁：腹满者，加厚朴、广陈皮各30克。渴甚面赤，脉大紧而急，扇扇不知凉，饮冰不知冷，腹痛甚，时时躁烦者，格阳也，加干姜45克（此条非仲景原文，余治验也）。

　　用法用量：每服15克，1日三服。

五十二 寒湿

【原文】

　　霍乱兼转筋[①]者，五苓散加防己、桂枝、薏苡仁主之；寒甚脉紧者，再加附子。

【译文】

　　霍乱病同时伴有四肢筋肉拘急挛缩症状的，治疗时可以采用五苓散加防己桂枝薏苡仁方。对于寒象较重而脉紧的患者，应该在此方剂中再加入附子这味药物才行。

【注释】

①转筋：其别名为"抽筋"。常见于小腿腓肠肌，甚则牵连腹部，发生抽搐拘急。多由血虚或津液暴脱而成，也有寒湿搏击而发生。

【主攻汤方】

《五苓散加防己》
《桂枝薏苡仁方》

药材组成：本方即在前述五苓散中加入防己30克，桂枝45克，与原方中用量合并共60克，再加薏苡仁60克。

用法用量：上药捣为细末。每次服15克，用滚开的水调和后服下，一日3次。病情严重的可白天服3次，夜里服1次，如果已能安卧则不必再服。

加减化裁：寒象严重的，可加较大的附子1枚。

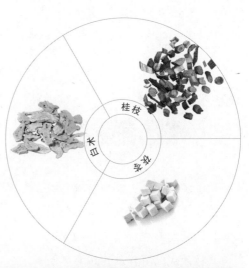

五十三 寒湿

【原文】

卒中寒湿，内挟秽浊，眩冒欲①，腹中绞痛，脉沉紧而迟，甚则伏，欲吐不得吐，欲利不得利，甚则转筋，四肢欲厥，别名发痧，又名干霍乱②，转筋者，别名转筋火，古方书不载，蜀椒救中汤主之，九痛丸亦可服；语乱者，先服至宝丹，再与汤药。

【译文】

寒湿之邪突袭中焦，夹杂有秽浊之气，患者开始头晕目眩且十分严重，腹中疼痛如绞，脉象表现为沉紧而迟，甚至还会出现脉伏的实际情况。与此同时，患者想呕吐但是呕吐不出来，想下泻但是下泻不出来，有的患者严重的还会发生筋肉拘急抽搐，四肢发冷等，人们称该种病症为"发痧"，也叫"干霍乱"。这个时候出现的筋肉拘急抽搐，人们常常称其为"转筋火"，在古代医书中无有关的记载，可以采用花椒救中汤，也可以服用九痛丸。若患者还有语言错乱这一症状的，可以先让患者服至宝丹，再让患者服用前面所述的汤药。

【注释】

①眩冒欲绝：眩晕或忽然眼前昏暗，甚或达到昏昧不清的程度。

②干霍乱：又叫"搅肠痧"。其病症严重，头晕，神昏，欲吐泻而反不能，腹中绞痛明显。

【主攻汤方】

救中汤方

（苦辛通法）

卒中寒湿盛夏须，腹中绞痛脉来沉，
兼紧兼迟甚则伏，欲吐欲利腿转筋。
四肢欲厥发痧症，急驱阴浊早回春。
内挟秽浊成眩冒，救中椒朴姜槟陈。

药材组成： 蜀椒（炒出汗）、厚朴各9克，淡干姜12克，槟榔、广陈皮各6克。

功用主治： 驱阴救阳。治卒中寒湿，内挟秽浊，眩冒欲绝，腹中绞痛，脉沉紧而迟，甚则伏，欲吐不得吐，欲利不得利，甚则转筋，四肢欲厥，俗名发痧，又名干霍乱。

用法用量： 上药加水5杯，煮成两杯药液，分两次服。

加减化裁： 如兼有"转筋"的，可加桂枝、薏苡仁各9克，防己15克；如有四肢发冷的，可加附子6克。

方义备注： 本方由大建中汤化裁而来。以大建中之蜀椒，急驱阴浊下行，干姜温中；去人参、胶饴者，畏共壅塞气机；加厚朴以化湿浊，槟榔以散结气，广陈皮消滞。名曰"救中汤"，旨在急驱浊阴，所以救中焦之真阳也。

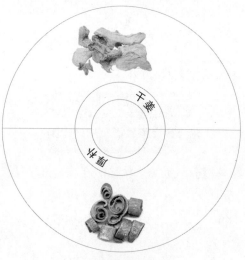

干姜

蜀椒

九痛丸方

（可以治疗9种心痛，苦辛甘热法）

九病狼牙九痛寻，吴萸巴豆附姜参。
血病坠车与落马，连年积冷注胸心。

药材组成： 附子90克，生狼牙、人参、干姜、吴茱萸、巴豆（去皮芯熬碾如膏）各30克。

功用主治： 功能温通补虚，杀虫止痛。治九种心痛，兼治卒中恶，腹胀痛，口不能言，又治连年积冷，流注心胸痛，并冷冲上气，落马坠车血疾等。

用法用量： 上药用蜜调和制成药

丸，如梧桐子大小，以酒送服。身体强健的人，开始服3丸，每日服3次；身体较弱的人，开始服两丸。

方义备注：《内经》有五脏胃腑心痛，并痰虫食积，即为九痛也。心痛之因，非风即寒，故以干姜、附子驱寒壮阳，吴茱萸能降肝脏浊阴下行，生野狼牙善驱浮风，以巴豆驱逐痰虫陈滞之积，人参养正驱邪，因其药品气血皆入，补泻攻伐皆备，故治中恶腹胀痛等证。

附录

《外台》走马汤，治中恶、心痛、腹胀、大便不通，苦辛热法。沈目南注云：中恶之证，俗谓绞肠乌痧，即秽臭恶毒之气，直从口鼻，入于心胸肠胃脏腑，壅塞正气不行，故心痛腹胀，大便不通，是为实证。非似六淫侵入而有表里清浊之分。故用巴豆极热大毒峻猛之剂，急攻其邪，佐杏仁以利肺与大肠之气，使邪从后阴，一扫尽除，则病得愈。若缓须臾，正气不通，营卫阴阳机息则死，是取通则不痛之义。

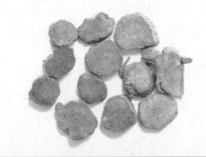

★土牛膝

《独胜散》

药材组成： 土牛膝30克许，臭花娘根（粗者）30克许。

功用主治： 烂喉痧，缠喉风，锁喉，双乳蛾。

用法用量： 勿经水，勿犯铁器，折断，捣自然汁，加米醋少许，蘸鸡翅毛上，频搅喉中，取出毒涎，以通其气，然后吹入应用之药。

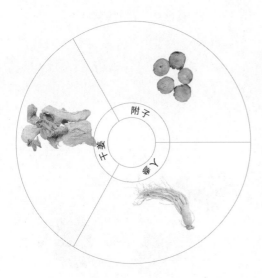

附子

干姜

参

五十四 湿温（疟、痢、疸、痹、附）

【原文】

湿热上焦未清，里虚内陷①，神识如蒙，舌滑脉缓②，人参泻心汤加白芍主之。

【译文】

湿热病邪在上焦还没有得到清化，如果患者正气出现了亏虚，湿热则会发生内陷的情况，出现神志昏蒙、舌滑和脉缓等症状，应该采用人参泻心汤加白芍。

【注释】

①内陷：指的是湿温之邪入里。一则由表入里，即由上焦入中焦。此与逆传心包不一样。

②舌滑脉缓：指的是舌苔滑腻，脉象缓慢，皆为湿停于里之证。

【主攻汤方】

《人参泻心汤方》

（苦辛寒兼甘法）

药材组成：人参、干姜、生白芍各6克，黄连、黄芩4.5克，枳实3克。

功用主治：调和肠胃。上焦温热未消，里虚内陷，神识如蒙，舌滑，脉缓。

用法用量：上药用水5杯，煎煮成2杯，分2次服。药渣可加水再煎煮1杯服下。

方义备注：本方为苦辛寒兼甘法。里虚，故用人参以护里阳，白芍以护真阴；湿陷于里，故用干姜、枳实之辛通；湿中兼热，故用黄芩、黄连之苦降。此邪已内陷，其势不能还表，法用通降，从里治之。

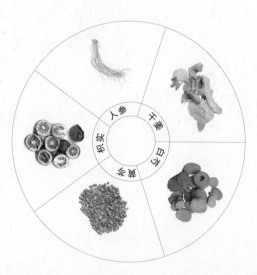

五十五 湿温（疟、痢、疸、痹、附）

【原文】

湿热受自口鼻，由募原①直走中道，不饥不食，机窍②不灵，三香汤主之。

【译文】

湿热之邪从口和鼻进入，由募原直接传至中焦脾胃，症状包括没有饥饿感，不想吃东西，神机失灵等，对此，可以采用三香汤。

【注释】

①募原：又叫"膜原"，胸膜与膈肌部位，或温热辨证指半表里的位置；也有释为肠之脂膜者。

②机窍：生命的关键部位和孔窍。机者"机关"，窍者"孔窍"。

【主攻汤方】

《三香汤方》

（微苦微辛微寒兼芳香法）

三香降郁豉栀桔，枳壳蒌皮上走邪。
湿热口鼻募原道，揭开机窍纳食贴。

药材组成：瓜蒌皮、桔梗、降香末各9克，黑山栀、枳壳、郁金、香豆豉各6克。

功用主治：治湿热受自口鼻，由募原直走中道，不饥不食，机窍不灵者。

用法用量：上药用水1升，煮取400毫升，分二次温服。

方义备注：按此证由上焦而来，其机尚浅，故用蒌皮、桔梗、枳壳微苦微辛开上，山栀轻浮微苦清热，香豉、郁金、降香化中上之秽浊而开郁。上条以下焦为邪之出路，故用重；此条以上焦为邪之出路，故用轻；以下三焦均受者，则用分消。彼此互参，可以知叶氏之因证制方，心灵手巧处矣！惜散见于案中而人多不察，兹特为拈出，以概其余。

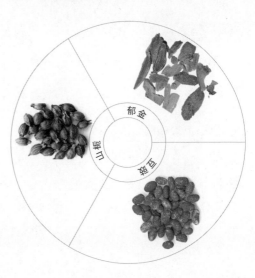

五十六 湿温（疟、痢、疸、痹、附）

【原文】

吸受①秽湿，三焦分布②，热蒸头胀，身痛呕逆，小便不通，神识昏迷，舌白，渴不多饮，先宜芳香通神利窍，安宫牛黄丸；续用淡渗分消浊湿，茯苓皮汤。

【译文】

秽湿之邪从口和鼻进入，在三焦遍布，热邪亢盛而内蒸，头部感到涨，身体有疼痛感，呕吐，小便也不通畅，神志不清，舌苔呈现白色，虽然口渴但并不想喝太多的水。对于这种病症，治疗的时候应先用芳香开窍醒神法，用安宫牛黄丸；待患者的神志清醒以后，再用淡渗利水，分消湿浊法，对此，可以采用茯苓皮汤进行治疗。

【注释】

①吸受：湿温之邪从口鼻而入，故称之"吸受"。

②三焦分布：一般湿温之邪从口鼻而入，经膜原至中焦胃；也有由表及里，遍及经络脏腑者，再加之湿邪的特点是重浊趋下，故其侵犯人体，最易导致上、中、下三焦皆被湿浊弥满。

【主攻汤方】

《茯苓皮汤》

（淡渗兼微辛微凉法）

茯苓皮汤生苡仁，腹皮通草合猪苓，
竹叶二钱水八杯，淡渗利湿小便行。

药材组成： 茯苓皮、生薏苡仁各15克，猪苓、大腹皮、白通草各9克，淡竹叶6克。

功用主治： 利湿分消。治湿温，吸受秽湿，三焦分布，热蒸头胀，身痛呕逆，小便不通，神志昏迷，舌白，渴不多饮，用芳香通神利窍之安宫牛黄丸后，湿浊内阻者。

用法用量： 用水1.6升，煮取600毫升，分三次服。

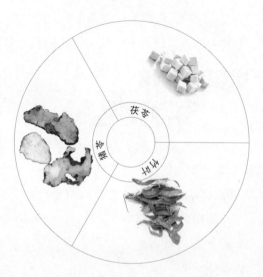

五十七 湿温（疟、痢、疸、痹、附）

【原文】

阳明湿温，气壅①为哕者，新制橘皮竹茹汤②主之。

【译文】

湿温病若病邪对阳明胃产生了影响，便可引起胃气壅滞，气机上逆而产生呃逆的现象，此时应采用新制橘皮竹茹汤。

【注释】

①气壅：正常气之升降出入为气化，脾胃为气机升降之枢纽，今为湿热邪气所壅遏，当升不升，当降不降，称之为气壅。

②橘皮竹茹汤：《金匮》谓：哕逆者，橘皮竹茹汤主之。其方药材组成：橘皮、竹茹、大枣、生姜、甘草、人参。

【主攻汤方】

《新制橘皮竹茹汤》

（苦辛通降法）

新制橘皮竹茹汤，柿蒂姜汁哕者尝。
阳明湿温胃气壅，辛苦驱湿得安康。

药材组成：橘皮、竹茹各9克，柿蒂7枚，姜汁3茶匙（冲）。

功用主治：清化痰热，和胃降逆。治阳明湿温，气壅发哕者。

用法用量：上药用水5杯，煎煮成两杯，分两次趁热服下。若效果不明显，可再次服用。

加减化裁：痰热较甚者，加竹沥、瓜蒌霜。兼有瘀血者，加桃仁。

方义备注：按《金匮》桔皮竹茹汤，乃胃虚受邪之治，今治湿热壅遏胃气致哕，不宜用参甘峻补，故改用柿蒂。按柿成于秋，得阳明燥金之主气，且其形多方，他果未之有也，故治肺胃之病有独胜（肺之脏象属金，胃之气运属金）。柿蒂乃柿之归束处，凡花皆散，凡子皆降，凡降先收，从生而散而收而降，皆一蒂为之也，治逆呃之能事毕矣。

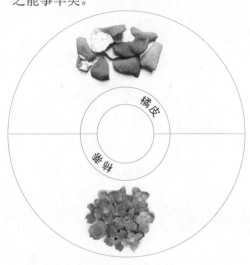

五十八 湿温（疟、痢、疸、痹、附）

【原文】

三焦湿郁，升降失司[①]，脘连腹胀，大便不爽，一加减正气散主之。

【译文】

湿邪郁阻三焦，气机升降出现失常的现象，产生脘腹胀满，大便不利等病症，此时应采用一加减正气散。

【注释】

①升降失司：湿邪郁阻、气之升降失调，这里是指脾胃的功能失调，即脾之不运不升，胃之不行不降。临床表现为脾胃证候，如脘连腹胀，呕恶、呃逆、呕吐，大便不爽等。

【主攻汤方】

◀一加减正气散方▶

药材组成：藿香梗、厚朴、杏仁、茯苓、绵茵陈皮各6克，广陈皮、大腹皮各3克，神曲、麦芽各4.5克。

功用主治：芳香化湿，理气和中。治三焦湿郁，升降失司，脘腹胀满，大便溏垢不爽。

用法用量：加水1升，煮取400毫升，分二次温服。

方义备注：正气散本苦辛温兼甘法，今加减之，乃苦辛微寒法也。去原方之紫苏、白芷，无须发表也。去甘桔，此证以中焦为扼要，不必提上焦也。只以藿香化浊，厚朴、广陈皮、茯苓、大腹泻湿满，加杏仁利肺与大肠之气，神曲、麦芽升降脾胃之气，茵陈宣湿郁而动生发之气，藿香但用梗，取其走中不走外也。茯苓但用皮，以诸皮皆凉，泻湿热独胜也。

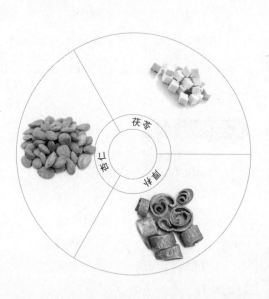

五十九 湿温（疟、痢、疸、痹、附）

【原文】

湿郁三焦，脘闷，便溏，身痛，舌白，脉象模糊①，二加减正气散主之。

【译文】

湿邪郁阻三焦，出现脘腹痞闷，大便稀溏，身体有疼痛的感觉，舌苔颜色发白，脉象模糊不清的病症时，应该采用二加减正气散。

【注释】

①脉象模糊：语出《临证指南》医案中，其意一为模糊难以辨别，二为脉弱得触摸不到。但如吴氏归纳为经络证，乃以"身痛"为根据。

【主攻汤方】

《二加减正气散方》

（苦辛淡法）

药材组成： 藿香梗、茯苓皮、木防己、薏苡仁各9克，广陈皮、厚朴、大豆黄卷各6克，川通草4.5克。

功用主治： 芳香化湿，宣通经络。湿郁三焦，脘腹胀满，大便溏薄，身体疼痛，舌苔白，脉象模糊者。

用法用量： 上药用水800毫升，煮取300毫升，分二次服。

方义备注： 上条中焦病重，故以升降中焦为要。此条脘闷便溏，中焦证也，身痛舌白，脉象模糊，则经络证矣，故加防己急走经络中湿郁；以便溏不比大便不爽，故加通草、薏苡仁，利小便所以实大便也；大豆黄卷从湿热蒸变而成，能化蕴酿之湿热，而蒸变脾胃之气也。

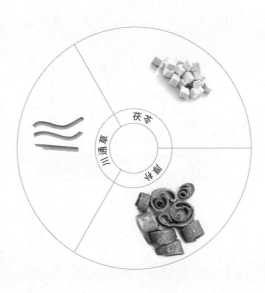

六十 湿温（疟、痢、疸、痹、附）

【原文】

秽湿着里[①]，舌黄脘闷，气机不宣[②]，久则酿热，三加减正气散主之。

【译文】

秽湿之邪在体内滞留，症状表现为舌苔发黄，胃脘胀闷等，其实这是因为秽湿久留郁而化热，气机失于宣畅，此时应采用三加减正气散。

【注释】

①秽湿着里：湿浊之邪不在表，而是留着于里，久郁必然有化热之趋向。

②气机不宣：气机被湿热闭阻而不能畅行。宣为宣畅，升降宣发之性。

【主攻汤方】

《三加减正气散方》

（苦辛寒法）

药材组成： 藿香（连梗叶）、茯苓皮、苦杏仁各9克，厚朴6克，广陈皮4.5克，滑石15克。

功用主治： 湿浊瘀滞，气机不宣，脘闷，苔黄。

用法用量： 水1升，煮取500毫升，分两次服。

方义备注： 前两法，一以升降为主，一以急宣经隧为主；此则以舌黄之故，预知其内已伏热，久必化热，而身亦热，故加杏仁利肺气，气化则湿热俱化，滑石辛淡而凉，清湿中之热，合藿香所以宣气机之不宣。

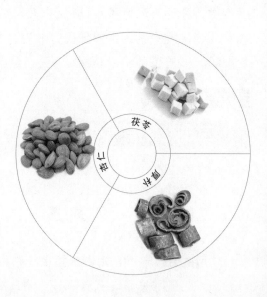

六十一 湿温（疟、痢、疸、痹、附）

【原文】

秽湿着里，邪阻气分①，舌白滑，脉右缓②，四加减正气散主之。

【译文】

秽湿之邪在体内滞留，阻滞中焦气分，对于舌苔白滑、脉右手较缓的，应采用四加减正气散进行对症治疗。

【注释】

①气分：一般指阳明气分，多影响脾胃之运化水谷的作用。脾与胃相表里，以膜相连，为胃行其津液，故又言之为脾阳。

②脉右缓：右寸脉为肺，关为脾，尺为命门。其脉缓乃命门火衰，脾虚不运，肺虚不宣是也。

【主攻汤方】

《四加减正气散方》

（苦辛温法）

药材组成：藿香梗、茯苓各9克，厚朴、神曲各6克，广陈皮4.5克，草果3克，楂肉（炒）15克。

功用主治：化湿和中，行气消滞。治湿温，秽湿着里，邪阻气分，脘闷，舌苔白滑，脉缓。

用法用量：用水1升，煮取400毫升，滓再煮200毫升，分三次服。

方义备注：以右脉见缓之故，知气分之湿阻，故加草果、楂肉、神曲，急运坤阳。使足太阴之地气不上蒸手太阴之天气也。

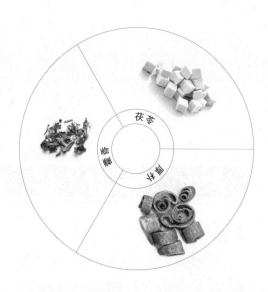

六十二 湿温（疟、痢、疸、痹、附）

【原文】

秽湿着里，脘闷便泄[①]，五加减正气散主之。

【译文】

秽湿之邪因留于体内而产生脘部发闷、大便泄泻等病症的，则应采用五加减正气散。

【注释】

①便泄：大便泄泻。其脾阳虚者可以出现此证；湿盛则濡泄，也可出现此证。其实阳虚和湿盛是一个问题的两个方面，即阳虚则湿停，湿甚则伤阳。

【主攻汤方】

《五加减正气散方》

（苦辛温法）

药材组成： 藿香梗、厚朴、苍术各6克，广陈皮、大腹皮各4.5克，茯苓块9克，谷芽3克。

功用主治： 秽湿着里，脘闷便泄。

用法用量： 水1升，煎煮至400毫升，1日二服。

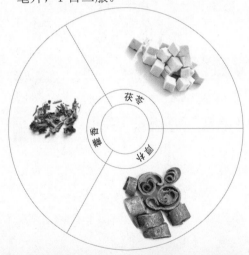

六十三 湿温（疟、痢、疸、痹、附）

【原文】

脉缓身痛，舌淡黄而滑，渴不多饮，或竟不渴，汗出热解，继而复热，内不能运水谷之湿，外复感时令之湿，发表攻里，两不可施，误认[①]伤寒，必转坏证，徒清热则湿不退，徒祛湿则热愈炽[②]，黄芩滑石汤主之。

【译文】

湿温病若在发病期间出现脉缓，身体有疼痛感，舌苔呈现淡黄色且滑，口虽然干渴但是饮水较少，或根本不觉得口渴，发热，出汗后热势下降，但是很快就又再度发热。其实这是因为脾胃无法运化水谷而使湿邪内生，与此同时，又外感了时令的湿邪，这样一来，内外湿邪相合就导致了这些病症的发生。其实治疗这种病症，解表法与攻下法都不合适，若误认为是伤寒而用解表攻里法治疗，一定会转成无法治疗的坏证。若单纯采用清热法，那么湿邪就无法被祛除；若只采用祛湿法，那么热势炽烈的程度会更强，所以这个时候应该采用黄芩滑石汤。

【注释】

①误认：误以为。

②炽：炽烈。

【主攻汤方】

《黄芩滑石汤方》

（苦辛寒法）

黄芩滑石用猪苓，大腹苓皮白蔻通。

脉缓身痛勿发表，舌淡黄滑内忌攻。

汗出热解继复热，里外湿合渴甚轻。

徒清此热湿不退，祛湿热留炽则凶。

药材组成：黄芩、滑石、茯苓皮、猪苓各9克，大腹皮6克，豆蔻、通草各3克。

功用主治：清热利湿。治湿温病，身疼痛，口不渴，或渴不多饮，汗出热解，继而复热，舌苔淡黄而滑，脉缓。

用法用量：用水1.2升，煮取400毫升，滓再煮取200毫升。分三次温服。

方义备注：本方以黄芩苦寒清热燥湿，滑石、茯苓皮、通草、猪苓清利湿热，白蔻仁、大腹皮化湿利水，兼以畅气，使气化则湿化。

适用：本方与三仁汤均用蔻仁，通草，滑石以清热祛湿，治疗湿温。但本方尚配黄芩，二苓，大腹皮，为清热化湿并施之剂，其清热作用强于三仁汤，适用于邪滞中焦，湿热并重，胶着不解者；三仁汤则用杏仁，薏苡仁、竹叶、半夏、厚朴，于化气利湿之中佐以清热，其祛湿作用优于本方，适用于湿温初起，湿重热轻之证。

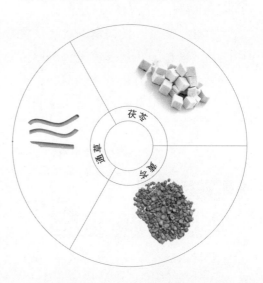

六十四 湿温（疟、痢、疸、痹、附）

【原文】

阳明湿温，呕而不渴者，小半夏加茯苓汤主之；呕①甚而痞②者，半夏泻心汤去人参、干姜、大枣、甘草加枳实、生姜主之。

【译文】

湿温病，因病于阳明胃而产生呕吐而口不渴等病症，则应采用小半夏加茯苓汤；如果呕吐严重而脘腹痞胀，则应采用半夏泻心汤去掉人参、干姜、大枣和甘草添加枳实和生姜进行对症治疗。

【注释】

①呕：证名。指饮食、痰涎从胃中上涌，自口而出。有声无物为呕，有物无声为吐，有物有声为呕吐。现在一般统称为呕吐，而将有声无物，称为"干呕"。

②痞：本处指胸腹痞满不舒。

【主攻汤方】

〈小半夏加茯苓汤〉

药材组成：半夏、茯苓各18克，生姜12克。

功用主治：治停饮呕吐，心下痞闷，头眩心悸者。

用法用量：上药三味，以水700毫升，煮取300毫升，分两次温服。

方义备注：半夏、生姜行水气而散逆气，能止呕吐。茯苓宁心气而泄肾邪，能利小便。火因水而下行，则悸眩止而痞消矣。

变化方：（1）本方除茯苓，名小半夏汤，治支饮呕吐不渴，亦治黄疸。

（2）本方除茯苓、生姜，加人参、白蜜，名大半夏汤，治反胃，食入即吐。

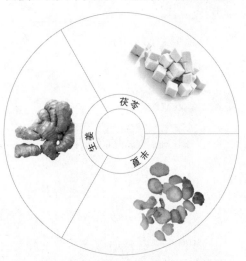

〈半夏泻心汤去人参干姜〉
〈甘草大枣加枳实生姜方〉

药材组成：半夏18克，黄连6克，黄芩、枳实、生姜各9克。

功用主治：呕甚而痞者。

用法用量：水8杯，煮取3杯，分3次服。

加减化裁：虚者，复纳入参、大枣。

方义备注：呕而兼痞，热邪内陷，与饮相抟，有固结不通之患，故以半夏泻心，去参、姜、甘、枣之补中，加枳实、生姜之宣胃。

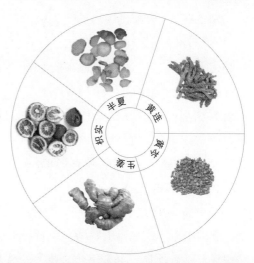

六十五 湿温（疟、痢、疸、痹、附）

【原文】

湿聚热蒸，蕴①于经络，寒战热炽，骨骱②烦疼，舌色灰滞，面目萎黄，病名湿痹，宣痹汤主之。

【译文】

湿热之邪蕴阻熏灼于经络，而产生全身热炽甚而寒战，骨节的疼痛感十分剧烈，心中烦躁，舌苔灰滞，面目出现萎黄，人们称该病症为"湿痹"，应采用宣痹汤。

【注释】

①蕴：包含着，藏着。

②骨骱："骨"指骨骼，"骱"为骨关节，统称为"骨骼关节"。

【主攻汤方】

◇ 宣痹汤 ◇

（苦辛通法）

宣痹杏翘已蚕砂，赤豆皮栀薏夏滑。

灰苔黄目湿中热，骨骱烦疼经络辖。

药材组成：防己、杏仁、滑石、薏苡仁各15克，连翘、山栀、半夏（醋炒）、晚蚕沙、赤小豆皮（取五谷中之赤小豆，凉水浸，取皮用。）各9克。

功用主治：清化湿热，宣痹通络。治湿热痹证。湿聚热蒸，阻于经络，寒战发热，骨节烦疼，面色萎黄，小便短赤，舌苔黄腻或灰滞。

用法用量：上药用水1.6升，煮取600毫升，分三次温服。

加减化裁：痛甚，加片姜黄6克、海桐皮9克。

方义备注：宣痹汤中以防己为主，入经络而祛经络之湿，通痹止痛；配伍杏仁开宣肺气、通调水道，助水湿下行；滑石利湿清热，赤小豆、薏苡仁淡渗利湿，引湿热从小便而解，使湿行热去；半夏、蚕沙和胃化浊，制湿于中，蚕沙尚能祛风除湿、行痹止痛；薏苡仁还有行痹止痛之功；合用片姜黄、海桐皮宣络止痛，助主药除痹之功；更用山栀、连翘泻火、清热解毒，助解骨节热炽烦痛。全方用药，通络、祛湿、清热具备，分消走泄，配伍周密妥当。

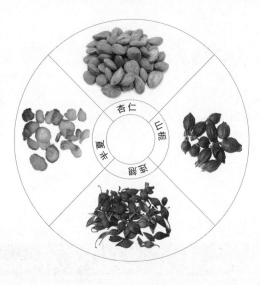

六十六 湿温（疟、痢、疸、痹、附）

【原文】

湿郁经脉，身热身痛，汗多自利[1]，胸腹白疹[2]，内外合邪，纯辛走表，纯苦清热，皆在所忌，辛凉淡法，薏苡竹叶散主之。

【译文】

湿邪因对经脉进行阻滞，而出现身体发热、疼痛、多汗，大便泄泻，胸腹部有白疹等症，这是因为体内湿邪与外感湿邪相合。这个时候，如果单纯辛散发表或单纯苦寒清泻里热，均犯了大忌，应该采用辛凉淡渗法，以薏苡竹叶散进行对症治疗。

【注释】

①自利：大便自利，并有轻度泄泻之意。

②白疹：因湿热之邪郁于肌表，无法透泄而发。颈项初生，渐至胸腹，也可以出现在四肢，先少后多，形状如同水晶，饱满透彻为良；水泡颜色为枯白色的，称为枯瘩，是气阴枯竭之候，预后不良。

【主攻汤方】

《薏苡竹叶散方》

（辛凉淡法，也是轻以去实法）

薏苡竹叶散，辛凉淡亦轻。

大忌辛走表，纯苦热难平。

湿郁经脉外，身热并身痛。

汗多还自利，白疹腹胸生。

内外合邪害，苓翘蔻滑通。

药材组成：薏苡仁、飞滑石、茯苓块各 15 克，豆蔻、通草各 4.5 克，连翘、淡竹叶各 9 克。

制法：上药共为细末。

功用主治：辛凉解表，淡渗利湿。治湿温。湿郁经脉，身热疼痛，汗多自利，胸腹白疹。

用法用量：每服 15 克，日三服。

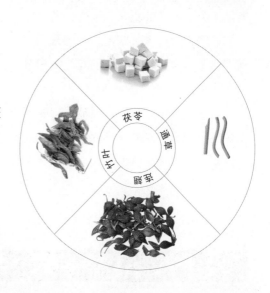

六十七 湿温（疟、痢、疸、痹、附）

【原文】

风暑寒湿[1]，杂感混淆[2]，气不主宣[3]，咳嗽头胀，不饥舌白，肢体若废，杏仁薏苡汤主之。

【译文】

风暑寒湿这四种病邪以混杂的形式侵犯人体，肺气得不到宣化，引发咳嗽，头胀，不觉得饿，舌苔颜色发白，肢体活动不利等病症出现，治疗时可以采用杏仁薏苡汤。

【注释】

①风暑寒湿：泛指六淫之邪气。

②杂感混淆：邪气有兼挟，先后又相异，交错混杂，共同对机体产生作用。

③气不主宣：指的是气机在升发宣散方面的作用失调。引申为升降出入的整个气化受到影响。邪气不同，对人体造成的影响也是不一样的，但影响人体气机升降可以说一致。

【主攻汤方】

《杏仁薏苡汤》

（苦辛温法）

杏仁薏苡将气宣，己姜朴夏桂蒄煎。

不饥苔白肢若废，风暑寒湿咳胀痊。

药材组成：杏仁、薏苡仁各 9 克，桂枝 1.5 克，生姜 2.1 克，厚朴 3 克，半夏、防己各 4.5 克，白蒺藜 6 克。

功用主治：风暑寒湿，杂感混淆，气不主宣，咳嗽头胀，不饥，舌白，肢体若废。

用法用量：上药用水 5 杯，煎煮成 3 杯，药渣再加水煎煮成 1 杯，分 3 次趁热服下。

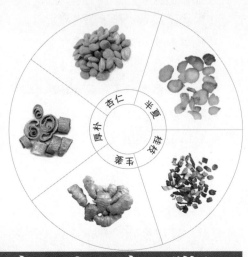

六十八 湿温（疟、痢、疸、痹、附）

【原文】

暑湿痹者[1]，加减木防己汤主之。

【译文】

因感受暑湿之邪而形成的痹证，治疗时可以采用加减木防己汤。

【注释】

①暑湿痹者：因感受暑湿之邪而形成的痹证。

【主攻汤方】

《加减木防己汤》

（辛温辛凉复法）

加减木防己，暑湿痛者宜。

石膏桂枝杏，滑石通草薏。

药材组成：防己、石膏各 18 克，桂枝、薏苡仁各 9 克，苦杏仁、滑石各 12 克，白通草 6 克。

功用主治：治暑湿痹。

用法用量：上药用水 8 杯，煎煮成 3 杯，分次趁热服。若药后有一些效果而没有完全止痛者，可以加重用量再服，日间服 3 次，夜间服 1 次。

加减化裁：风胜则或上或下，四肢游走作痛，加桂枝、桑叶；湿胜则肿，

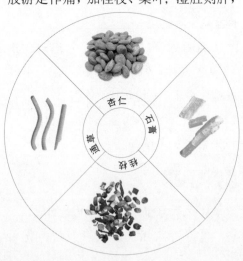

加滑石、萆薢、苍术；寒胜则痛，加防己、桂枝、姜黄、海桐皮；面赤，口涎自出者，重加石膏、知母；绝无汗者，加羌活、苍术；汗多者，加黄芪、炙甘草；兼痰饮者，加半夏、厚朴、广陈皮。

六十九 湿温（疟、痢、疸、痹、附）

【原文】

知病有不一之因，故治有不紊之法，于是脉弦胁痛，少阳未罢，仍主以和，渴饮水浆，阳明化燥，急当泻热，湿在上，以辛散，以风胜，湿在下，以苦泄，以淡渗，如狂蓄血，势以必攻，汗后溺白，自宜投补，酒客多蕴热，先用清中，加之分利，后必顾其脾阳，女劳①有秽浊，始以解毒，继以滑窍②，终当峻补真阴，表虚者实卫，里虚者建中，入水火劫，以及治逆变征，各立方论，以为后学津梁。

【译文】

只有明确了黄疸发生有各种各样的不同原因，在实际治疗的时候才可以采取针对性的正确疗法。如果表现为脉象弦，胁部产生疼痛感，其实这属少阳病症还没有解除，在治疗方面依然以和解为主；口渴而喜饮水，就足以表明了阳明燥热的程度比较严重，必须迅速地清泄邪热；若湿邪偏于上焦，主要的治疗方法则是辛散，多用祛风药进行治疗；若湿邪偏于下焦，那么主要的治疗方法则为苦泄，多用淡渗药进行治疗；对于神志如狂的蓄血证，应当迅速地攻逐瘀热；出汗后小便由黄色转为清白的，治疗时应该使用补法；嗜酒的人大多内有蕴热，治疗的时候必须先清中焦邪热，配合分利湿邪，再对脾胃阳气进行守护；房劳过度的大部分有秽浊之邪，在刚刚治疗的初期应以解毒为主，再用通利下窍法，然后填补真阴；表虚的主要治疗法为固表充实卫气；里虚的主要治疗法为扶助中气；汗出入水或误用了火劫，以及因不同种治疗方法不当而使逆证发黄的，都有各自的论述和方剂，以作为学医者的实际准绳。

【注释】

①女劳：女劳疸是"黄疸"的一种，临床上是以身黄，额上黑，微汗出，手足心热，薄暮即发，膀胱急，小便自利为特征的。因系房事伤肾，肾精亏损所致，所以名为"女劳疸"。

②滑窍：清利下焦的治疗方法。

七十 湿温（疟、痢、疸、痹、附）

【原文】

夏秋疸病，湿热气蒸，外干时令①，内蕴水谷②，必以宣通气分为要。失治则为肿胀。由黄疸而肿胀者，苦辛淡法，二金汤主之。

【译文】

在夏季和秋季节引发的黄疸病，大部分是因湿热之邪蕴蒸而引起的。在外感受了时令湿热之邪的侵袭，在内脾胃无法对水谷进行运化而酿生湿热。因此，在治疗方面应当以宣通气分为主，如果治疗不当，也许就会导致肿胀的病症发生。若是由黄疸而转变成的肿胀病症，则应施苦辛淡法，可以采用二金汤治疗。

【注释】

①外干时令：指夏秋之时，在湿热为盛的气候条件下，湿热之邪侵袭人体。

②内蕴水谷：内因脾胃失调，不能正常运化水谷，而生水湿痰饮。

【主攻汤方】

《二金汤方》

（苦辛淡法）

二金鸡内海金沙，朴腹猪通气可达。

外干时令伤水谷，夏秋疸病热湿加。

药材组成： 鸡内金、海金沙各15克，厚朴、大腹皮、猪苓各9克，白通草6克。

功用主治： 主湿热黄疸，失治而为肿胀者。

用法用量： 上药用水1.6升，煮取600毫升，分三次温服。

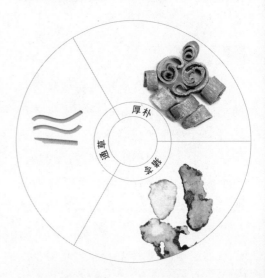

七十一 湿温（疟、痢、疸、痹、附）

【原文】

诸①黄疸小便短者，茵陈五苓散主之。

【译文】

对于各种黄疸引发小便短少症状的，在治疗方面可以采用茵陈五苓散。

【注释】

①诸：各种。

【主攻汤方】

《茵陈五苓散》

（五苓散处方见前，五苓散是苦辛温法，现茵陈的用量为五苓散的一倍，所以是苦辛微寒法）

药材组成： 茵陈末 10 份，五苓散 5 份。

功用主治： 温阳化气，利湿行水。治湿热黄疸，湿重于热，小便不利者。

用法用量： 上药一起研成细末，拌和均匀，每次服 9 克，每日 3 次。

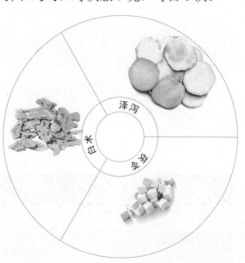

泽泻

白术

猪苓

七十二 湿温（疟、痢、疸、痹、附）

【原文】

黄疸脉沉，中痞①恶心，便结溺赤，病属三焦里证，杏仁石膏汤主之。

【译文】

黄疸病产生脉象沉，脘腹痞满，感到恶心，大便变得秘结，小便黄赤等病症。其实，这属湿热充斥三焦的里证，在治疗方面可以采用杏仁石膏汤。

【注释】

①中痞：由中焦脾胃运化失职，形成的脘腹痞塞胀满之证。

②扼重：把握住重点的意思。

【主攻汤方】

《杏仁石膏汤方》

（苦辛寒法）

杏仁石膏半柏栀，三焦里证枳姜汁，
黄疸脉沉中痞见，恶心溺赤便结时。

药材组成： 苦杏仁、半夏各15克，石膏24克，栀子、黄柏各9克，枳实汁每次3茶匙（冲），姜汁每次3茶匙（冲）。

功用主治： 黄疸脉沉，中痞恶心，便结溺赤，病属三焦里证。

用法用量： 上药用水8杯，煎煮成3杯，分3次服。

方义备注： 杏仁、石膏开上焦，姜、半开中焦，枳实则由中驱下矣，山栀通行三焦，黄柏直清下焦。凡通宣三焦之方，皆扼重上焦，以上焦为病之始入，且为气化之先，虽统宣三焦之方，而汤则名杏仁石膏也。

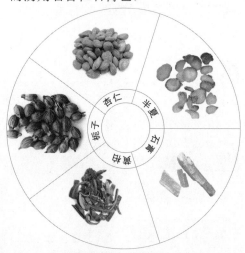

七十三 湿温（疟、痢、疸、痹、附）

【原文】

湿甚为热，疟①邪痞结心下，舌白口渴。烦躁自利，初身痛，继则心下亦痛，泻心汤主之。

【译文】

湿邪郁久化热，致使疟疾形成，病邪结于心下而导致痞满，舌苔颜色发白，口渴，心中烦躁，大便泄泻等病症发生。在开始的时候，身体感到疼痛，接着心下也开始产生疼痛的感觉。对此，应该采用泻心汤。

【注释】

①疟：病名。是指间歇性寒战，高热、出汗（往来寒热，发作有时）为特征的一种疾病。

【主攻汤方】

《泻心汤》

泻心汤是仲师方，并用芩连及大黄，
热迫血行成吐衄，火平血静自安康。

药材组成： 大黄10克，黄连、黄芩各5克。

功能主治：泻火解毒，燥湿泄热。治邪火内炽，迫血妄行，吐血、衄血，便秘溲赤；三焦积热，眼目赤肿，口舌生疮，外证疮疡，心胸烦闷，大便秘结；湿热黄疸，胸中烦热痞满，舌苔黄腻，脉数实者。

用法用量：上药三味，以水 800 毫升，煮取 250 毫升，顿服之。

方义备注：方中黄芩泻上焦火，黄连泻中焦火，大黄泻下焦火。三焦实火大便实者，诚为允当。由于三黄之性苦寒，苦能燥湿，寒能清热，故对湿热内蕴而发的黄疸，也能主治。

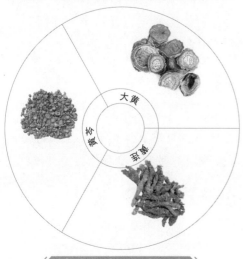

连翘赤豆饮方

（苦辛微寒法）

连翘赤豆饮，
花粉豉栀通。

药材组成：连翘、赤豆各 6 克，山栀、通草、花粉、香豆豉各 3 克。

功用主治：素积劳倦，再感湿温，误用发表，身面俱黄，不饥溺赤。

用法用量：煎送保和丸 6 克。

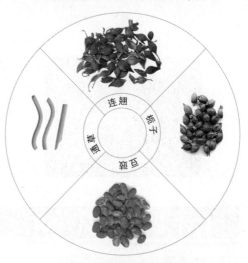

保和丸方

（苦辛温平法）

保和卜子夏，楂曲翘陈苓。
素积劳倦者，再盛湿温生。
曾因误发表，身面俱黄呈。
不饥还溺赤，两感症能平。

药材组成：山楂 180 克，神曲 60 克，半夏、茯苓各 90 克，陈皮、连翘、萝卜子各 30 克。

制法：上药研末，炊饼丸，如梧桐子大。

功用主治：消食和胃。主食积停滞，胸脘痞满，腹胀时痛，嗳腐吞酸，恶食，或呕吐泄泻，脉滑，舌苔厚腻或黄。

用法用量：每服 70 ～ 80 丸，空腹时用白汤送下。

方义备注：方中山楂善消油腻肉滞；神曲能消酒食陈腐之积；萝卜子消面食痰浊之滞；陈皮、半夏、茯苓理气和胃，燥湿化痰，连翘散结清热，共成消食和胃之功。

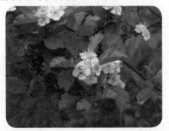

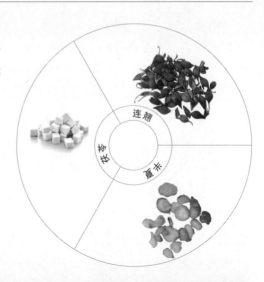

连翘

茯苓

莱菔

七十四 湿温（疟、痢、疸、痹、附）

【原文】

湿甚为热，疟邪痞①结心下，舌白口渴。烦躁自利，初身痛，继则心下亦痛，泻心汤主之。

【译文】

湿邪都久化热，致使疟疾形成，病邪结于心下而导致痞满，舌苔颜色发白，口渴，心中烦躁，大便泄泻等病症发生。在开始的时候，身体感到疼痛，接着心下也开始产生疼痛的感觉。对此，应该采用泻心汤。

【注释】

①痞：是指胸腹间气机阻塞不舒的一种自觉症状，有的仅有胀满的感觉，称"痞块""痞积"。

【主攻汤方】

泻心汤（方见前）。

七十五 湿温（疟、痢、疸、痹、附）

【原文】

疟家①湿疟，忌用发散，苍术白虎汤加草果主之。

【译文】

素有疟疾的患者，如果再患上湿邪偏盛的疟疾，就应禁用发散的方法进行治疗，可以采用苍术白虎汤另外加草果。

【注释】

①疮家：身体患有痈、疽、疔疮、疖肿、流注、流痰、瘰疬等病的患者。

【主攻汤方】

《苍术白虎汤加草果方》

（辛凉复苦温法）

药材组成： 白虎汤内加苍术，草果。

方义备注： 以白虎辛凉重剂，清阳明之热湿，由肺卫而出；加苍术、草果，温散脾中重滞之寒湿，亦由肺卫而出。阳明阳土，清以石膏、知母之辛凉；太阴阴土，温以苍术、草果之苦温；适合其脏腑之宜，矫其一偏之性而已。

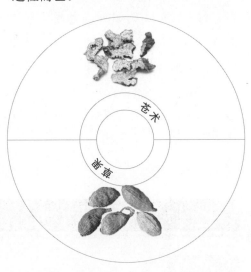

七十六 湿温（疟、痢、疸、痹、附）

【原文】

背寒，胸中痞结，疟来日晏①，邪渐入阴②，草果知母汤主之。

【译文】

疟疾患者出现背部寒冷，胸中痞满胀闷，寒热发作一点点地推迟，这是疟邪开始慢慢深入阴分而导致的，在治疗方面可以采用草果知母汤。

【注释】

①日晏：发作的时间越来越晚，即两次发作间的时间延长。晏，晚、迟。

②入阴：应作"入里"理解。即"中焦热结阳陷"是也。

【主攻汤方】

《草果知母汤方》

（苦辛寒兼酸法）

草果知母夏梅芩，花粉姜汁厚朴寻。
背寒胸中痞结满，疟来日晏渐伤阴。

药材组成： 草果、黄芩、乌梅、天花粉各4.5克，知母、厚朴各6克，半夏9克，姜汁5匙（冲）。

功用主治： 背寒，胸中痞结，疟来日晏，邪渐入阴。

用法用量：上药用水5杯，煎煮成两杯，分两次趁热服。

方义备注：本方以草果温太阴独胜之寒，知母泻阳明独盛之热，厚朴佐草果泻中焦之湿蕴，合姜、半而开痞结，花粉佐知母而生津退热；脾胃兼病，最畏木克，乌梅、黄芩清热而和肝；疟来日晏，邪欲入阴，其所以升之使出者，全赖草果。

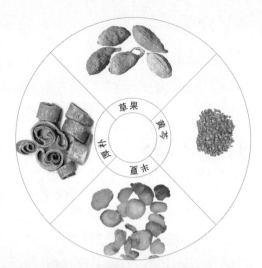

七十七 湿温（疟、痢、疸、痹、附）

【原文】

疟伤胃阳，气逆不降，热劫胃液，不饥不饱，不食不便，渴不欲饮，味变酸浊[①]，加减人参泻心汤主之。

【译文】

疟邪伤及胃阳，气机上逆而得不到通降，邪热劫伤胃液，产生不知道饥饱，不想吃东西，大便变得不爽，虽然口渴但并不想喝水，口中有酸腐浊腻的感觉等实际情况，治疗时可以采用加减人参泻心汤。

【注释】

①味变酸浊：指的是口中发酸，且不清爽；或释为吞酸。乃胃气上逆而形成的。

【主攻汤方】

《加减人参泻心汤》

（苦辛温复成寒法）

药材组成：枳实3克，干姜、黄连各4.5克，生姜、牡蛎、人参各6克。

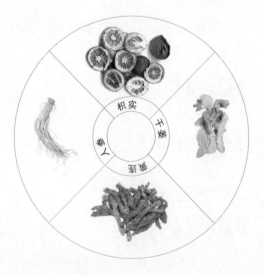

功用主治：疟伤胃阳，气逆不降，热劫胃液，不饥不饱，不食不便，渴不欲饮，味变酸浊。

用法用量：上药用水5杯，煎煮成两杯，分两次趁热服。

七十八 湿温（疟、痢、疸、痹、附）

【原文】

疟伤胃阴①，不饥不饱，不便，潮热，得食则烦热愈加，津液不复者，麦冬麻仁汤主之。

【译文】

疟邪伤及胃阴，产生不知道饥饱，无大便，潮热，进食之后更加心烦、发热等实际病情，其实这是津液没有恢复所导致的，治疗时可以采用麦冬麻仁汤。

【注释】

①疟伤胃阴：疟病属于湿热性质，偏于湿盛则如上条伤胃阳；偏于热盛则伤胃阴。

【主攻汤方】

《麦冬麻仁汤方》

（酸甘化阴法）

疟伤胃阴津不复，潮热得食须热加。
不饥不饱还不便，知梅芍麦首乌麻。

药材组成：麦冬（连芯）15克，火麻仁、生白芍各12克，何首乌9克，乌梅肉、知母各6克。

功用主治：滋养胃阴。治疟伤胃阴，不饥不饱，不便，潮热，得食则烦热愈加，津液不复。

用法用量：用水1.6升，煮取600毫升，分三次温服。

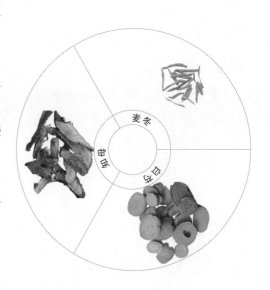

七十九 湿温（疟、痢、疸、痹、附）

【原文】

太阴脾疟，寒起四末①，不渴多呕，热聚心胸，黄连白芍汤主之，烦躁甚者，可另服牛黄丸一丸。

【译文】

疟疾表现于足太阴脾，则被称为"太阴脾疟"。发作时，从四肢末端开始产生寒冷的感觉，口不觉得渴，呕吐现象明显，这是因为热邪在心胸部聚集所致，治疗时可以采用黄连白芍汤。而对于心情烦躁明显的，可以加服一粒牛黄丸。

【注释】

①寒起四末：四末清凉而冷，是为阳虚之象，阳虚分肾阳和脾阳不足。若兼见中满纳呆者为脾阳虚，若兼见腰膝酸软，胫前酸冷者为肾阳虚。本条属于前者。

【主攻汤方】

《**黄连白芍汤方**》

（苦辛寒法）

黄连白芍积实功，姜汁冲兑夏芩同，
不渴多呕寒四末，太阴脾疟热心胸。

药材组成：黄连、黄芩各6克，半夏、白芍各9克，积实4.5克，姜汁5匙（冲）。

功用主治：辛开苦降，两和肝胃。治太阴脾疟，寒起四末，不渴多呕，热聚心胸。

用法用量：上药用水8杯，煎煮成3杯，分3次趁热服。

加减化裁：烦躁甚者，可另服牛黄丸1丸。

方义备注：脾主四肢，寒起四肢而不渴，故知其为脾疟。热聚心胸而多呕，中土病而肝木来乘，故方以两和肝胃为主。此偏于热甚，故清热之品重，而以芍药收脾阴也。

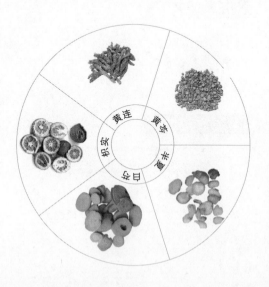

八十 湿温（疟、痢、疸、痹、附）

【原文】

太阴脾疟，脉濡寒热，疟来日迟[1]。腹微满，四肢不暖，露姜饮主之。

【译文】

太阴脾疟，引发脉濡，发热发冷，疟疾发作慢慢推迟，腹部稍微有胀满感，四肢不温等病症，在治疗方面应该采用露姜饮。

【注释】

[1]疟来日迟：同七十六条的"疟来日晏"。

【主攻汤方】

◇露姜饮方◇

（甘温复甘凉法）

药材组成：人参3克，生姜3克。

功用主治：治久疟，气血俱虚者。

用法用量：上药用水400毫升，煎成200毫升，露一宿，重汤炖服。

方义备注：此偏于太阴虚寒，故以甘温补正。其退邪之妙，全在用露，清肃能清邪热，甘润不伤正阴，又得气化之妙谛。

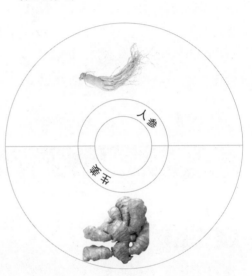

人参

生姜

八十一 湿温（疟、痢、疸、痹、附）

【原文】

太阴脾疟，脉弦而缓，寒战[1]，甚则呕吐噫气，腹鸣溏泄，苦辛寒法，不中与也；苦辛温法，加味露姜饮主之。

【译文】

太阴脾疟，产生脉象弦而缓，怕冷却全身发抖，有的患者甚至还伴有这样的病症，如呕吐，嗳气，腹中肠鸣，大便溏泻等。对此，治疗时应禁用苦辛寒法，应当用苦辛温法加味露姜饮。

【注释】

①寒战：又称作"振寒""战栗"。自觉寒冷且躯体震颤。

【主攻汤方】

《加味露姜饮方》

（苦辛温法）

药材组成：人参、草果、广陈皮、青皮（醋炒）各3克，半夏、生姜各6克。

功用主治：甘温补正，化痰截疟。治太阴脾疟，脉弦而缓，寒战甚则呕吐噫气，腹鸣溏泄者。

用法用量：上药用水两杯半，煎煮成1杯，滴入荷叶露3匙，趁热服下。药渣可加水再煎煮1杯药液服下。

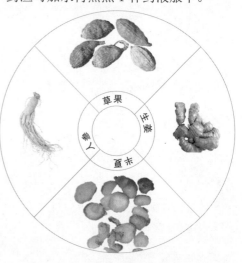

八十二 湿温（疟、痢、疸、痹、附）

【原文】

中焦疟①，寒热久不止，气虚留邪②，补中益气汤主之。

留邪以气虚之故，自以升阳益气立法。

【译文】

中焦疟疾，寒热发作好久都止不住，这是因为中气虚弱无法祛除邪气而致病邪久留不去导致的。对此，治疗方剂可以采用补中益气汤。

病邪久留不去是因为中气虚弱，在治疗方面应采用升阳益气法。

【注释】

①中焦疟：指脾胃证候为主的疟病。以往无此名称。

②气虚留邪：如自注"留邪以气虚之故"。正气虚弱，不能祛邪外出，而致邪留体内，以气虚为主，虽有邪，但少而微，正盛邪自却。

【主攻汤方】

《补中益气汤方》

补中益气芪术陈，升柴参草当归身，劳倦内伤功独擅，气虚下陷亦堪珍。

药材组成：炙黄芪4.5克，人参、炙甘草、白术（炒）各3克，广陈皮、当归各1.5克，升麻（炙）、柴胡（炙）各0.9克，生姜3片，大枣（去核）2枚。

功用主治：补中益气，升阳举陷。主脾胃气虚，少气懒言，四肢无力，困倦少食，饮食乏味，不耐劳累，动则气短；或气虚发热，气高而喘，身热而烦，渴喜热饮，其脉洪大，按之无力，皮肤不任风寒，而生寒热头痛；或气虚下陷，久泻脱肛。现用于子宫下垂、胃下垂或其他内脏下垂者。

用法用量：上药用水5杯，煎煮成两杯，药渣加水再煎煮成1杯，分3次趁热服下。

加减化裁：病甚劳役、热甚者，黄芪加至3克，咳嗽者，去人参；腹中痛者，加白芍药1.5克、炙甘草1.5克；若恶热喜寒而腹痛者：再加黄芩0.6～0.9克；恶寒冷痛，加桂心0.3～0.9克；头痛，加蔓荆子0.6～0.9克；痛甚者加川芎0.6克；顶痛、脑痛，加藁本0.9～1.5克。

注意：阴虚内热者忌服。

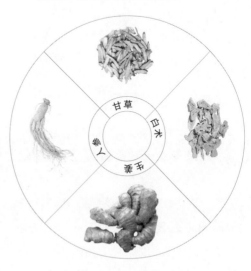

八十三 湿温（疟、痢、疸、痹、附）

【原文】

脉左弦，暮热早凉，汗解渴饮，少阳疟①偏于热重者，青蒿鳖甲汤主之。

【译文】

左手脉弦，从傍晚开始发热一直到次日清晨热才退去，热退的时候会出汗，口渴想喝饮水，其实这是少阳疟疾偏重于热的病症，治疗时应采用青蒿鳖甲汤。

【注释】

①少阳疟：根据《伤寒论》六经辨证中的三阳疟之一。一般寒热往来，兼恶寒身痛者为太阳疟；寒热往来，热多寒少，口渴引饮者为阳明疟；寒热往来，寒热相等，胸胁苦满，口苦咽干，心烦喜呕者为少阳疟。

【主攻汤方】

《青蒿鳖甲汤》

青蒿鳖甲地知丹，热由阴来仔细看，
夜热早凉无汗出，养阴透热服之安。

药材组成：青蒿9克，知母、桑叶、牡丹皮、花粉各6克，鳖甲15克。

功用主治：养阴透热。治少阳疟偏于热重者，暮热早凉，汗解渴饮，脉左弦。

用法用量：上药以水1升，煮取400毫升。疟发前，分二次温服。

方义备注：青蒿鳖甲汤以青蒿领邪，青蒿较柴胡力软，且芳香逐秽，开络之功，则较柴胡有独胜。寒邪伤阳，柴胡汤中之人参、甘草、生姜，皆护阳者也；暑热伤阴，故改用鳖甲护阴，鳖甲乃蠕动之物，且能入阴络搜邪。

柴胡汤以胁痛、干呕为饮邪所致，故以姜、半通阳降阴而清饮邪；青蒿鳖甲汤以邪热伤阴，则用知母、花粉以清热邪而止渴，牡丹皮清少阳血分，桑叶清少阳络中气分。宗古法而变古方者，以邪之偏寒偏热不同也，此叶氏之读古书，善用古方，岂他人之死于句下者，所可同日语哉！

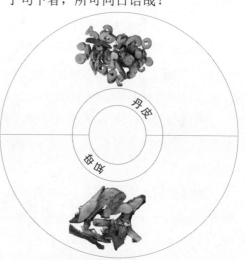

丹皮

鳖甲

八十四 湿温（疟、痢、疸、痹、附）

【原文】

少阳疟如伤寒证[1]者，小柴胡汤主之。渴甚者去半夏，加瓜蒌根；脉弦迟者，小柴胡加干姜陈皮汤主之。

【译文】

少阳疟疾表现和伤寒少阳证相同的，治疗时应采用小柴胡汤。如果口渴程度显著，则应去掉半夏而加入瓜蒌根。如果具体表现为脉象弦而迟的，则应采用小柴胡加干姜陈皮汤。

【注释】

①如伤寒证：此指《伤寒论》中的少阳证。如"口苦、咽干、目眩、往来寒热、胸胁苦满、心烦喜呕、默默不欲饮食"等。

【主攻汤方】

《小柴胡汤方》

（苦辛甘温法）

小柴胡汤和解功，半夏人参甘草从，
更加黄芩生姜枣，少阳为病此方宗。

药材组成： 柴胡9克，黄芩、炙甘草各4.5克，半夏6克，人参、生姜各3克，大枣（去核）2枚。

功用主治： 和解少阳。治伤寒少阳证。往来寒热，胸胁苦满，嘿嘿不欲饮食，心烦喜呕，口苦，咽干，目眩；妇人伤寒，热入血室；疟疾、黄疸与内伤杂病而见少阳证者。

用法用量： 上药七味，以水1.2升，煮取600毫升，去渣，再煎取300毫升，分两次温服。

加减化裁： 若胸中烦而不呕，去半夏、人参，加瓜蒌实1枚；若渴，去半夏，人参加至9克，瓜蒌根12克；若腹中痛者，去黄芩，加芍药9克；若胁下痞梗，去大枣，加牡蛎12克；若心下悸，小便不利者，去黄芩，加茯苓12克；若不渴，外有微热者，去人参，加桂枝6克，温覆微汗愈；若咳者，去人参、大枣、生姜，加五味子、干姜各5克。

方义备注： 方中柴胡清透少阳半表之邪，从外而解为君；黄芩清泄少阳半里之热为臣；人参、甘草益气扶正，半夏降逆和中为佐；生姜助半夏和胃，大枣助参、草益气，姜、枣合用，又可调和营卫为使。诸药合用，共奏和解少阳之功。

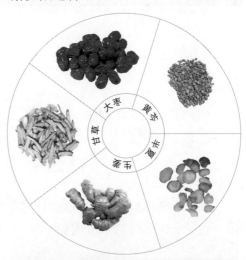

《小柴胡加干姜陈皮汤方》

（苦辛温法）

药材组成： 即于小柴胡汤内加干姜、陈皮各6克。

主治： 少阳疟而脉弦迟者。

用法用量： 上药用水8杯，煎煮成3杯，分3次趁热服。

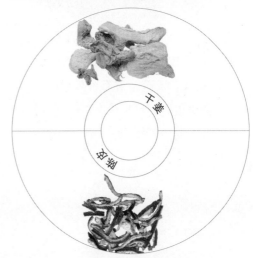

八十五 湿温（疟、痢、疸、痹、附）

【原文】

舌白脘闷，寒起四末①，渴喜热饮，湿蕴之故，名曰湿疟，厚朴草果汤主之。

【译文】

舌苔颜色发白，胸脘有发闷的感觉，疟疾发作的时候寒冷的感觉从四肢末梢起，口渴想喝热水，这是因身体湿邪蕴滞所致，人们称其为"湿疟"，治疗时应采用厚朴草果汤。

【注释】

①四末：四肢末端。

【主攻汤方】

《厚朴草果汤方》

（苦辛温法）

厚朴草果医湿疟，广皮苓夏各仁煎。
渴喜热饮因湿蕴，苔白脘闷四肢寒。

药材组成：厚朴、杏仁各4.5克，草果、广陈皮各3克，半夏6克，茯苓块9克。

功用主治：治湿疟，热少湿多，舌苔白腻，胸脘痞闷，寒起四肢，渴喜热饮。

用法用量：用水1升，煮取400毫升，分二次温服。

方义备注：此热少湿多之证。舌白脘闷，皆湿为之也；寒起四末，湿郁脾阳，脾主四肢，故寒起于此；渴，热也，当喜凉饮，而反喜热饮者，湿为阴邪，弥漫于中，喜热以开之也。故方法以苦辛通降，纯用温开，而不必苦寒也。

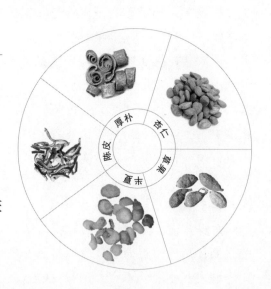

八十六 湿温（疟、痢、疸、痹、附）

湿温内蕴，夹杂饮食停滞，气不得运，血不得行，遂成滞下①，别名痢疾，古称重证，以其深入脏腑②也。初起腹痛胀者易治；日久不痛并不胀者难治。脉小弱者易治；脉实大数者难治。老年久衰，实大小弱并难治；脉调和者易治。日数十行者易治；一、二行或有或无者难治。面色便色鲜明者易治；秽暗者难治。噤口痢属实者尚可治；属虚者难治。先滞（俗所谓痢疾）后利（俗谓之泄泻）者易治；先利后滞者难治。先滞后疟者易治；先疟后滞者难治。本年新受者易治；上年伏暑，酒客积热，老年阳虚积湿者难治。季胁少腹无动气疝瘕者易治；有者难治。

【译文】

湿热之邪在身体内部郁阻，且夹杂着饮食停滞，脾胃的气机无法运化，血行不通畅的病症，进而产生滞下的情况，人们常常称其为"痢疾"。古代认为这是比较严重的病症，是由于病邪侵犯了脏腑之后出现的。初起时腹部感到胀满的，在治疗方面不难；

而对于病久而腹部不痛不胀的，在治疗上比较困难。脉象表现小而弱的，在治疗方面容易；而对于脉象实大而数的，在治疗上比较困难。老年人或久病体衰者其脉象不管实大或是弱小，治疗起来都比较难；而脉象调和者，治疗起来是容易的。每日的大便次数有十几次的，在治疗方面是容易的；而每天的大便次数只有一两次或有的时候能解有的时候解不出来的，治疗起来比较难。面色和大便颜色鲜明的，治疗起来是容易的；而晦暗污浊的，在治疗上比较困难。噤口痢属于实证的还能够治疗，而属于虚证的，治疗起来困难。先表现为滞下（即人们常说的"痢疾"）再转变为下利（人们常说的"泄泻"）的，治疗起来容易；而先表现为下利再转变为滞下的，治疗起来就比较困难。先病滞下后患疟疾的，治疗起来容易；而先病疟疾后患滞下的，治疗起来就比较困难。因受病邪而当年发病的，治疗起来容易；而上年受了暑邪，病邪内伏过年才发作的，或者平时喜欢喝酒，素体湿热内盛而又患滞下的人，或者出现老年阳虚而湿邪在内郁结同时又患滞下的人，在治疗方面较困难。季胁部和少腹部位无筑筑跳动和疝气积聚的，治疗起来是容易的，而有上述实际表现的，治疗方面就较困难。

【注释】

①滞下：痢疾的古称。因排便有脓血黏腻，滞涩难下，故名。

②深入脏腑：痢疾乃湿热壅于脾胃、大肠，故云"深入脏腑"。

八十七 湿温（疟、痢、疸、痹、附）

【原文】

自利不爽①，欲作滞下，腹中拘急②，小便短者，四苓合芩芍汤主之。

【译文】

患者泄泻但是排便并不通畅，其实这是将成为痢疾病的表现。若同时伴随腹部拘急不适，小便也短少的，在治疗上应该采用四苓合芩芍汤。

【注释】

①自利不爽，欲作滞下：如自注原文，自利即泄泻。但其泻不畅通，好似要形成滞下不通的样子。

②拘急：一般形容四肢抽搐状，今用于"腹中"，即腹部感到一阵阵紧缩不舒。但又非腹痛的证候。

【主攻汤方】

《四苓合芩芍汤方》

（苦辛寒法）

药材组成：苍术、猪苓、茯苓、泽泻、白芍、黄芩、厚朴各6克，广陈皮4.5克，木香3克。

功用主治：清热祛湿，行气止痛。治湿热痢疾，下利不爽，腹中拘急，小便短者。现用于急性胃肠炎、痢疾及泌尿系感染而属湿热下注者。

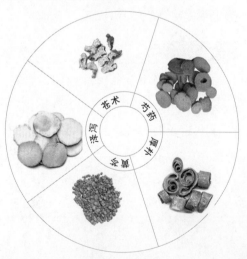

用法用量： 用水 1 升，煮取 400 毫升，分二次温服。若痢疾日久不可用此方法。

方义备注： 以四苓散分阑门，通膀胱，开支河，使邪不直注大肠；合芩芍法宣气分，清积滞，预夺其滞下之路也。此乃初起之方，久痢阴伤，不可分利，故方后云：久利不在用之。

八十八 湿温（疟、痢、疸、痹、附）

【原文】

暑湿风寒杂感[①]，寒热迭作，表证正盛，里证复急[②]，腹不和而滞下者，活人败毒散主之。

【译文】

暑湿与风寒相合导致疾病发生，患者产生恶寒发热，表证明显，里证较重，腹部感到不舒服，大便里急后重等病症，此时可以采用活人败毒散。

【注释】

①杂感：痢疾多发于夏秋之季，故以暑湿为主，但人处炎热之中，喜贪凉露宿，故又易感受风寒，如此称之为"暑湿风寒杂感"。

②里证复急：里证也比较急重，与前句合在一起说明表里同时受邪而病。

【主攻汤方】

《活人败毒散》

（辛甘温法）

药材组成： 羌活、独活、茯苓、川芎、枳壳、柴胡、人参、前胡、桔梗各 30 克，甘草 15 克。

用法用量： 上药一起研为细末，每次用 6 克，加水 1 杯，生姜 3 片，煎煮到 7 成左右，1 次服下。

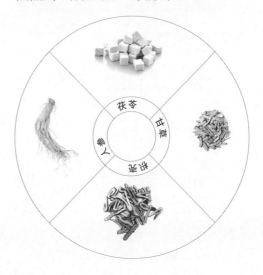

加减化裁：若热毒犯胃而致口噤不能进食的，本方加陈仓米，用量与上述药物相同，名为仓廪散。用法与前相同，但方剂用量要增加1倍。如噤口是由于胃气虚败而引起的，不能用本方。

八十九 湿温（疟、痢、疸、痹、附）

【原文】

滞下已成①，腹胀痛，加减芩芍汤主之。此滞下初成之实证，一以疏利肠间湿热为主。

【译文】

痢疾已形成，大便出现脓血，里急后重，腹部有胀痛感的，治疗时应采用加减芩芍汤。这一条所说的是痢疾初起的实证，治疗必须以疏利肠胃间的湿热作为重中之重。

【注释】

①滞下已成：痢疾病症明显。

【主攻汤方】

《加减芩芍汤方》

（苦辛寒法）

加减芩芍苦辛寒，广皮厚朴木香连，滞下已成腹胀痛，实因疏利走肠间。

药材组成： 白芍9克，黄芩、厚朴、广陈皮各6克，黄连4.5克，木香（煨）3克。

功用主治： 清热燥湿，行气化滞。治滞下已成，腹胀痛。

用法用量： 上药用水8八杯，煎煮成3杯，分3次趁热服。服药期间忌食油腻生冷的食物。

加减化裁： 肛坠者，加槟榔6克。腹痛甚欲便，便后痛减，再痛再便者，白滞加附子4.5克，酒炒大黄9克；红滞加肉桂4.5克，酒炒大黄9克，通爽后即止，不可频下。如积未净，当减其制，红积加归尾4.5克，红花3克，桃仁6克。舌浊脉实有食积者，加楂肉4.5克，神曲6克，枳壳4.5克。湿重者，目黄舌白不渴，加茵陈9克，白通草3克，滑石3克。

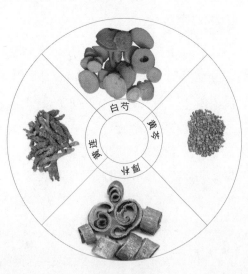

白芍
黄芩
黄连
木香

九十 湿温（疟、痢、疸、痹、附）

【原文】

滞下湿热内蕴，中焦痞结，神识昏乱[①]引，泻心汤主之。

【译文】

因湿热内蕴而产生的痢疾病症，中焦气机闭塞不通，且有神志昏乱情形，治疗时可以采用泻心汤。

【注释】

①神识昏乱：神志昏迷，语言错乱。

【主攻汤方】

泻心汤（见前）。

九十一 湿温（疟、痢、疸、痹、附）

【原文】

滞下红白，舌色灰黄，渴不多饮[①]，小溲不利，滑石藿香汤主之。

【译文】

痢疾引发大便中有红白颜色的黏液，舌苔颜色为灰黄色，口渴而喝水不多，小便不利等病症，治疗时可以采用滑石藿香汤。

【注释】

①渴不多饮：湿热在内，热则口渴。湿闭阻气分，故又不多饮。

【主攻汤方】

《滑石藿香汤方》

（辛淡合芳香法）

滑石藿香猪苓配，广苓皮朴蔻通襄。

渴不多饮溲不利，滞下红白苔灰黄。

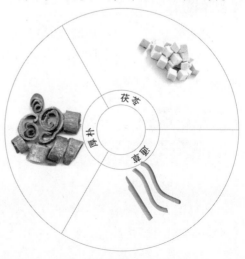

145

药材组成: 飞滑石、茯苓皮各9克, 猪苓、藿香梗、厚朴各6克, 豆蔻、白通草、广陈皮各3克。

功用主治: 滞下红白, 舌色灰黄, 渴不多饮, 小溲不利。

用法用量: 上药用水5杯, 煎煮成两杯, 分两次服。

九十二 湿温（疟、痢、疸、痹、附）

【原文】

湿温下利, 脱肛, 五苓散加寒水石主之。此急开支河①, 俾湿去而利自止。

【译文】

因湿热之邪而致使的泄泻, 严重的还可产生肛门外脱的现象, 治疗时可用五苓散加寒水石。这种治疗方法是凭借利小便使湿邪下出而泄泻自然得止的治疗方法。

【注释】

①急开支河: 以另开沟渠疏通河道, 比喻利小便, 使湿邪从小便而走, 从而达到止利的目的。

【主攻汤方】

《五苓散加寒水石方》

（辛温淡复寒法）

药材组成: 泽泻48克, 猪苓、茯苓、白术各30克, 桂枝15克, 寒水石9克。

功用主治: 利水渗湿, 温阳化气。伤寒太阳膀胱蓄水证。小便不利, 头痛微热, 烦渴欲饮, 甚则水入即吐, 舌苔白, 脉浮; 水湿内停。水肿、泄泻、小便不利, 以及霍乱等; 痰饮。脐下动悸, 吐涎沫而头眩, 或短气而咳者。

用法用量: 为散剂, 每次服3～6克; 或作汤剂, 水煎服。久痢不在用之。

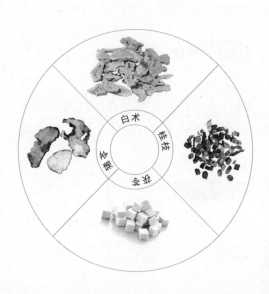

白术

桂枝

泽泻

茯苓

九十三 湿温（疟、痢、疸、痹、附）

【原文】

久痢阳明不阖①，人参石脂汤主之。

【译文】

痢疾好久不恢复，还导致肠腑无法闭合的，在治疗方面可以采用人参石脂汤。

【注释】

①阳明不阖：太阳主开，少阳主枢，阳明主阖。今不阖者，失去其正常功能之意。

【主攻汤方】

《人参石脂汤方》

（辛甘温合涩法，是桃花汤的变法）

药材组成：人参、赤石脂（细末）各9克，炮姜6克，白粳米（炒）30克。

用法用量：上药用水5杯，先煎煮人参、白米、炮姜，待药液浓缩成两杯，再调入赤石脂细末并和匀，分两次服。

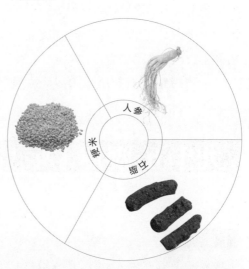

九十四 湿温（疟、痢、疸、痹、附）

【原文】

自利腹满，小便清长①，脉濡而小②，病在太阴，法当温脏，勿事通腑，加减附子理中汤主之。

【译文】

大便泄泻，腹部有胀满的感觉，小便变得清长，脉象表现为濡而小，病邪发生在足太阴脾，在治疗方面必须温运太阴脾脏，而禁用通下肠腑的治疗方法，可以采用加减附子理中汤。

【注释】

①小便清长：小便通畅，量多，

色白，说明里无热象。

②脉濡而小：濡脉主湿，脉形细小主无热阳虚。

【主攻汤方】

《加减附子理中汤方》

（苦辛温法）

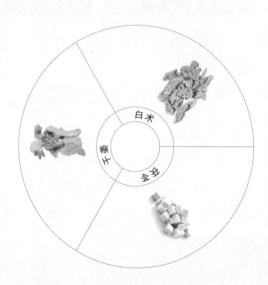

药材组成：白术、茯苓各9克，附子、干姜、厚朴各6克。

功用主治：温中祛寒，健脾燥湿。治脾阳不振，寒湿中阻，自利腹满，小便清长，脉濡而小者。

用法用量：上药用水5杯，煎煮成两杯，分两次趁热服。

九十五 湿温（疟、痢、疸、痹、附）

【原文】

自利不渴者属太阴①，甚则哕（别名呃忒），冲气逆②，急救土败③，附子粳米汤主之。

【译文】

大便泄泻而不觉得口渴的，其实是足太阴脾的病症。而那些病情严重的，还可出现哕（人们常常称其为"呃忒"），气冲上逆，其实属脾土衰败的表现，必须急予救治，此时可以采用附子粳米汤。

【注释】

①自利不渴者属太阴：语出《伤寒论》："以其脏有寒故也，当温之，宜服四逆辈。"不渴者为无内热之证。

②冲气逆：冲一脉之气上逆，这里泛指气机上逆。

③土败：脾阳衰败。

【主攻汤方】

《附子粳米汤方》

（苦辛热法）

药材组成：人参9克，附子、炙

甘草、干姜各6克，粳米30克。

功用主治： 胜寒气，和内外。主腹中寒气，雷鸣切痛，胸胁逆满呕吐。

用法用量： 上药用水5杯，煎煮成2杯，药渣加水再煎煮1杯，分3次趁热服。

方义备注：

1.《金匮要略心典》：下焦浊阴之气，不特肆于阴部，而且逆于阳位，中土虚而堤防撤矣。故以附子辅阳驱阴，半夏降逆止呕，而尤赖粳米、甘、枣培令土厚，而使敛阴气矣。

2.《古方选注》：治以附子之温，

半夏之辛，佐以粳米之甘，使以甘草、大枣缓而行之，上可去寒止呕，下可温经定痛。

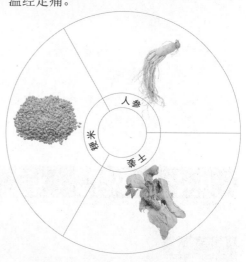

九十六 湿温（疟、痢、疸、痹、附）

【原文】

疟邪热气①，内陷变痢，久延时日，脾胃气衰，面浮腹膨，里急肛坠，中虚伏邪，加减小柴胡汤主之。

【译文】

疟疾病，因邪热内陷而引发痢疾，病情停留好久都不痊愈，致使脾胃虚弱，使面部浮肿，腹部膨胀，里急后重，肛门下坠等，其实这表明中气已虚而病邪内伏，在治疗上可以采用加减小柴胡汤。

【注释】

①疟邪热气：疟疾的湿热邪气。

【主攻汤方】

《加减小柴胡汤》

（苦辛温法）

药材组成： 柴胡9克，黄芩、白

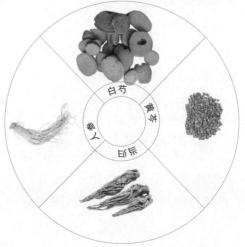

芍（炒）各6克，人参、丹皮各3克，当归（土炒）、谷芽、山楂（炒）各4.5克。

主治：疟疾。

用法用量：上药用水8杯，煎煮成3杯，分3次趁热服。

方义备注：疟邪在经者多，较之痢邪在脏腑者浅，痢则深于疟矣。内陷云者，由浅入深也。治之之法，不出喻氏逆流挽舟之议，盖陷而入者，仍提而使之出也。故以柴胡由下而上，入深出浅，合黄芩两和阴阳之邪，以人参合谷芽宣补胃阳，丹皮、归、芍内护三阴，谷芽推气分之滞，山楂推血分之滞。谷芽升气分故推谷滞，山楂降血分故推肉滞也。

九十七 湿温（疟、痢、疸、痹、附）

【原文】

春温①内陷下痢，最易厥脱，加减黄连阿胶汤主之。

【译文】

春温病，病邪内陷而出现痢疾病症，极易导致昏厥和虚脱的情况发生，此时可以采用加减黄连阿胶汤。

【注释】

①春温：春温是春季发生的急性热病之一，以发病突然，病情严重，传遍快，初起即见里热和伤阴证候。

【主攻汤方】

《加减黄连阿胶汤》

（甘寒苦寒舍化阴气法）

药材组成：黄连、阿胶各9克，黄芩6克，炒生地12克，生白芍15克，炙甘草4.5克。

功用主治：清热救阴。春温内陷下痢，热多湿少，阴液受伤者。

用法用量：上药用水8杯，煎煮成3杯，分3次趁热服。

方义备注：用黄连、黄芩清心中之烦热；阿胶补肾阴；佐以芍药、炒生地养血敛阴，炙草则统甘苦而并和之。

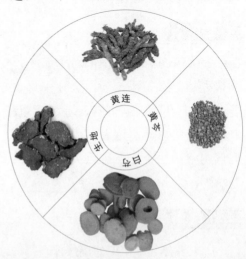

九十八 湿温（疟、痢、疸、痹、附）

【原文】

气虚下陷，门户不藏①，加减补中益气汤主之。此邪少虚多，偏于气分②之证，故以升补为主。

【译文】

气虚无法固摄而下陷，门户失于闭藏从而致使泄泻不止的，可以采用加减补中益气汤。

本条病症的病机其实表明病邪已经衰亡，而正气损伤比较严重，病位偏于气分，因此在治疗方面应该以升举补益为焦点。

【注释】

①门户不藏：指泻利过甚，肛门失去正常的约束控制功能。

②气分：指属于气虚的病症，与血虚、阴虚相对而言。

【主攻汤方】

《加减补中益气汤》

（甘温法）

药材组成：人参、黄芪、归身各6克，广陈皮、炙甘草各3克，炒白芍9克，防风1.5克，升麻0.9克。

功用主治：补气升阳。治气虚下陷，门户不藏，下利不止。

用法用量：上药用水8杯，煎煮成3杯，分3次趁热服。

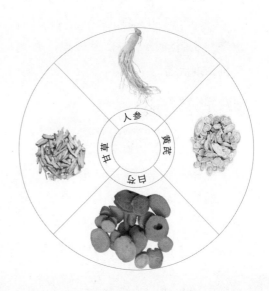

九十九 湿温（疟、痢、疸、痹、附）

【原文】

内虚下陷①，热利下重②，腹痛，脉左小右大，加味白头翁汤主之。

【译文】

体内正气表现出虚损，湿热陷入下焦，发热泄利，肛门坠胀，腹部有疼痛的感觉，脉象表现为左手小而右手大，这种情况下可以采用加味白头翁汤。

【注释】

①内虚下陷：概括本条之病机。由于正气虚，湿热入里，从上焦而中焦，最后影响至下焦。

②热利下重：泄泻伴有"里急后重"，说明湿热下注伤及气血，有即将转为痢疾之势。

【主攻汤方】

《加味白头翁汤》

（苦寒法）

药材组成：白头翁、黄芩各9克，秦皮、黄连、黄柏、白芍各6克。

功用主治：内虚下陷，热利下重腹痛，脉左小右大者。

用法用量：上药用水8杯，煎煮成3杯，分3次服。

方义备注：以白头翁无风而摇者，禀甲乙之气，透发下陷之邪，使之上出；又能有风而静，禀庚辛之气，清能除热，燥能除湿，湿热之积滞去而腹痛自止。秦皮得水木相生之气，色碧而气味苦寒，所以能清肝热。黄连得少阴水精，能清肠之热，黄柏得水土之精，渗湿而清热。加黄芩、白芍者，内陷之证，由上而中而下，且右手脉大，上中尚有余邪，故以黄芩清肠胃之热，兼清肌表之热；黄连、黄柏但走中下，黄芩则走中上，盖黄芩手足阳明、手太阴药也；白芍去恶血，生新血，且能调血中之气也。按仲景太阳篇，有表证未罢，误下而成协热下利之证，心下痞硬之寒证，则用桂枝人参汤；脉促之热证，则用葛根黄连黄芩汤，与此不同。

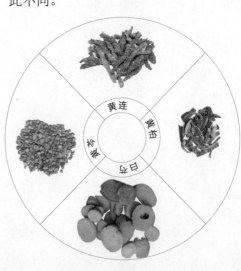

一百 秋燥

【原文】

燥伤①胃阴，五汁饮主之，玉竹麦门冬汤亦主之。

【译文】

燥邪对胃阴造成伤害的，可以采用五汁饮进行治疗，也可以采用玉竹麦门冬汤。

【注释】

①伤：损伤。

【主攻汤方】

《玉竹麦门冬汤》

（甘寒法）

玉竹麦门冬，沙参甘草从，
燥伤胃阴病，用此有奇功。

药材组成：玉竹、麦冬各9克，沙参6克，生甘草3克。

用法用量：上药用水5杯，煎煮成两杯，分两次服。

加减化裁：若脾土虚弱者，可加生扁豆以健脾；气虚者，加人参以补气。

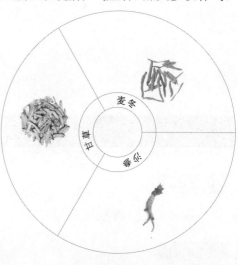

一百零一 秋燥

【原文】

胃液干燥①，外感已净者，牛乳饮主之。此以津血填津血法也。

【译文】

秋燥病胃中津液表现干燥，外邪已经祛除的，可以采用牛乳饮进行治疗。这种治疗方法是用津血来填补津血的疗法。

【注释】

①胃液干燥：燥热病邪侵犯人体，最易损伤人体津液，在后期造成肺胃津液不足。

【主攻汤方】

《牛乳饮》

（甘寒法）

药材组成：牛乳 1 杯。

主治：胃液干燥、外感已净者。

用法用量：隔水炖熟，1 次服下，病重的 1 日服两次。

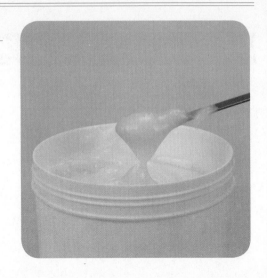

一百零二 秋燥

【原文】

燥证①气血两燔者，玉女煎主之。

【译文】

秋燥病产生气血两燔证者，可以采用玉女煎进行对症治疗。

【注释】

①燥证：指外感燥热之邪而引起的秋燥病。

【主攻汤方】

玉女煎方（见上焦篇）。

温病条辨

下焦篇

一 风温、温热、温疫、温毒、冬温

【原文】

风温、温热、温疫、温毒、冬温，邪在阳明久羁①，或已下，或未下，身热面赤，口干舌燥，甚则齿黑唇裂，脉沉实者，仍可下之；脉虚大，手足心热甚于手足背者，加减复脉汤主之。

【译文】

温病如风温、温热、温疫、温毒和冬温等，邪热在中焦阳明气分阶段长期停留没有解除，不管已使用下法或者还没有使用下法，实际表现为身热不退，面部红赤，口中干燥，舌体干燥少津，甚至患者还会出现牙齿呈现焦黑色，口唇干裂的情况。如果脉象表现沉实有力的，治疗时依然可以运用攻下法；如果脉象表现虚大无力，手心和脚心部位的热度比手背和脚背的热度要高，那么治疗时应采用加减复脉汤。

【注释】

①羁：留滞、停留。

【主攻汤方】

《加减复脉汤》

炙甘草汤参桂姜，麦地胶枣麻仁襄；
心动悸兮脉结代，虚劳肺痿俱可尝。
除去参桂与姜枣，加入白芍治阴伤；
温邪久恋阳明证，快服加减复脉汤。

药材组成：炙甘草、干地黄、生白芍各18克，麦冬（不去心）15克，阿胶、麻仁各9克。

功用主治：滋阴润燥，生津润燥。治温热病后期，阴液亏虚，手足心热，口燥咽干，脉虚大。

用法用量：用水800毫升，煮取400毫升，分三次服。

加减化裁：剧者，加甘草至30克，

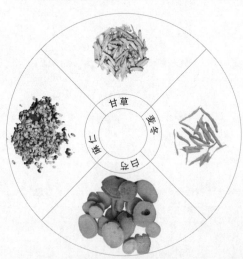

甘草　麦冬　白芍　麻仁

地黄、白芍均加至 24 克，麦冬 21 克，日三夜一服。

方义备注：本方是由炙甘草汤（复脉汤）加减衍化而成。因温病后期，热灼阴伤，故本方去益气温阳之参、枣、桂、姜，加养血敛阴之白芍，变阴阳气血并补之剂为滋阴养液之方。

二 风温、温热、温疫、温毒、冬温

【原文】

温病误表，津液被劫，心中震震[1]，舌强[2]神昏，宜复脉法复其津液，舌上津回则生；汗自出，中无所主[3]者，救逆汤主之。

【译文】

对于温病，如果误用了辛温之剂发汗解表，津液被劫灼耗损，就会心悸不宁，舌体表现强硬，神志出现昏迷等，这种情况下，宜用加减复脉汤对其阴液进行恢复。服药后若患者的舌面由干燥转为润泽，这表现阴液已经有所恢复，则预后良好。如果患者还在不停地出汗，心中空虚而慌乱无主的，则应使用救逆汤。

【注释】

①心中震震：指的是心脏跳动急速，心悸不安。

②舌强：也就是舌体强硬，运动不灵活。

③中无所主：意思是心中感到空虚，心跳慌乱无法自主。

【主攻汤方】

《救逆汤》

药材组成：炙甘草、干地黄、生白芍各 18 克，麦冬（不去心）15 克，阿胶 9 克，生龙骨 12 克，生牡蛎 24 克。

功用主治：滋阴潜阳，复脉救逆。治温病误用发散药，津液被劫，心中震震，舌强神昏，汗自出，中无所主者。

用法用量：以水 800 毫升，煎取 640 毫升，分三次服。

加减化裁：脉虚大欲散，加人参 6 克。

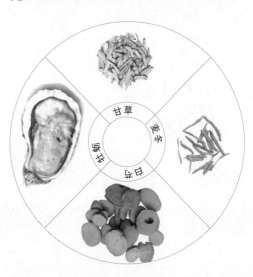

三 风温、温热、温疫、温毒、冬温

【原文】

温病耳聋，病系少阴①，与柴胡汤者必死，六、七日以后，宜复脉辈复其精。

【译文】

温病出现耳聋的病症，其实属少阴肾精亏损，如果此时采用小柴胡汤，必将使病情进一步恶化。温病发病超过了六七天之后，宜用加减复脉汤之类的方剂进行对症治疗，主要是为了对其阴精进行恢复。

【注释】

①病系少阴：病属少阴肾精亏损。

【主攻汤方】

加减复脉汤（见前）。

四 风温、温热、温疫、温毒、冬温

【原文】

劳倦内伤，复①感温病，六七日以外不解者，宜②复脉法。

此两感治法也。甘能益气，凡甘皆补，故宜复脉。服二三帖后，身不热而倦甚，仍加人参。

【译文】

因过度劳累而使精气内伤，若再感受温邪发为温病，生病六七日之后病情依然得不到缓解的，适宜采用加减复脉汤。

这是内伤外感两感证的疗法。由于甘味药物可以起到益气的作用，大多数甘味药也均能起到一定的滋补作用，因此治疗本证宜用加减复脉汤类方药。如果在服用了两三剂药之后，身不热而加重了神疲体倦的病症，那么就应该在加减复脉汤中添加人参。

【注释】

①复：再。
②宜：适宜。

五 风温、温热、温疫、温毒、冬温

【原文】

温病已①汗而不得汗，已下而热不退，六七日以外，脉尚躁盛者，重与复脉汤。

【译文】

温病如果已用了发汗法却无汗，已用攻下法却身热不退，发病超过了六七日，脉象仍表现为躁急有力的，则应采用重剂加减复脉汤。

【注释】

①已：已经。

六 风温、温热、温疫、温毒、冬温

【原文】

温病误用升散，脉结代，甚则脉两至者，重与复脉，虽有他①证，后治之。

此留②人治病法也。即仲景里急，急当救里之义。

【译文】

温热病因错用了升提、发散方药而导致的结脉或代脉现象，甚至一呼一吸间脉只会搏动两次，此时必须采用重剂加减复脉汤，即使出现了别的病症，也置后再行治疗。

其实，这种治疗法是一种保留人体正气为先的治疗法，也就是张仲景所说里虚为急时，治疗必须以救治里虚为主的医学道理。

【注释】

①他：其他，别的。
②留：保留。

七 风温、温热、温疫、温毒、冬温

【原文】

汗下后，口燥咽干①，神倦欲眠，舌赤苔老，与复脉汤。

【译文】

温病在通过用发汗、攻下法治疗后，口咽干燥，没有津液，精神看起来十分疲倦，一副昏昏欲睡的样子，舌质红赤，舌苔焦老干燥，此时应采用加减复脉汤。

【注释】

①口燥咽干：口咽干燥无津。

八 风温、温热、温疫、温毒、冬温

【原文】

热邪深入，或在少阴，或在厥阴，均①宜复脉。

【译文】

温病邪热深入于内，或对足少阴肾造成侵犯，或对足厥阴肝造成侵犯，都应采用加减复脉汤。

【注释】

①均：都。

【主攻汤方】

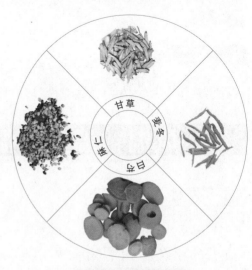

◆ 加减复脉汤方 ◆

（甘润存津法）

药材组成：炙甘草、干地黄、生白芍各 18 克，麦冬（不去心）15 克，阿胶、麻仁各 9 克。

用法用量：以水 800 毫升，煎取 640 毫升，分三次服。

加减化裁：剧者加甘草至 30 克，地黄、白芍 24 克，麦冬 21 克，日三夜一服。

◆ 救逆汤方 ◆

（镇慑法）

药材组成：即加减复脉汤中去火

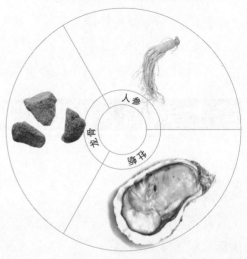

麻仁，加生龙骨 12 克，生牡蛎 34 克。若脉象虚大欲散的，再加人参 6 克。

用法用量：煎法与加减复脉汤一样。

九 风温、温热、温疫、温毒、冬温

【原文】

下后大便溏甚①，周十二时三四行，脉仍数者，未可与复脉汤，一甲煎主之；服一二日，大便不溏者，可与一甲复脉汤。

【译文】

温病在使用攻下法进行治疗之后，大便泄泻程度比较严重，一昼夜泻三四次，但脉象仍数的，应禁用加减复脉汤进行治疗，而应采用一甲煎进行治疗。而在服药一两日后大便不再稀溏的，则应采用一甲复脉汤。

【注释】

①大便溏甚：大便泄泻程度较为严重。

【主攻汤方】

一甲煎

（咸寒兼涩法）

药材组成：生牡蛎 60 克（碾成细末）。

功用主治：治温病下后伤阴，大便溏甚，一日三四次，脉仍数者。

用法用量：水 1.6 升，煮取 600 毫升，分三次温服。

方义备注：温病用下法后，当数日不大便，今反溏甚，是下之不得其道，有亡阴之虑。方中牡蛎，既能存阴，又涩大便，且清在里之余热，一物而有三用，对本证极为适宜。

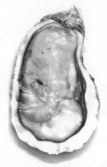

一甲复脉汤方

药材组成：牡蛎 30 克（碾细），炙甘草、干地黄、生白芍各 18 克，麦

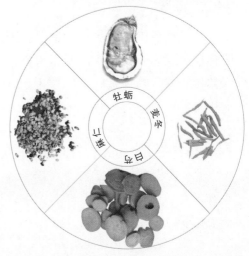

冬（不去芯）15 克，阿胶 9 克。

功用主治： 护阴存津。治温病下后，大便溏甚，一日三四次，脉仍数者。

用法用量： 上药以水 800 毫升，煮取 300 毫升，分二次服。

十 风温、温热、温疫、温毒、冬温

【原文】

下焦温病，但大便溏①者，即与一甲复脉汤。

【译文】

下焦温病，但是表现为大便稀溏

的，应该马上采用一甲复脉汤。

【注释】

①溏：稀溏。

十一 风温、温热、温疫、温毒、冬温

【原文】

少阴温病①，真阴欲竭，壮火②复炽，心中烦，不得卧者，黄连阿胶汤主之。

【译文】

温病邪热传入下焦足少阴肾，真阴耗损表现为快要枯竭，而邪火表现为依然炽盛，具体症状是心烦不宁、无法入眠的，则应采用黄连阿胶汤。

【注释】

①少阴温病：本证阴虚火炽导致心肾不交，为少阴心与少阴肾并病，故称"少阴温病"。

②壮火：指的是实热、邪火。

【主攻汤方】

《黄连阿胶汤》

（苦甘咸寒法）

黄连阿胶芍药芩，蛋黄合治少阴温。
壮火复炽阴欲竭，心烦不卧死将临。

药材组成： 黄连 12 克，阿胶 9 克，黄芩、白芍各 3 克，鸡子黄 2 个。

功用主治： 养阴泻火，益肾宁心。治少阴病，得之二三日以上，心中烦，不得卧。

用法用量： 上五味，以水 1.2 升，先煎三物，取 600 毫升，去渣，入阿胶烊尽，稍冷，入鸡子黄，搅匀，每次温服 200 毫升，一日三服。

方义备注： 方中黄连泻心火，阿胶益肾水，黄芩佐黄连，则清火力大；芍药佐阿胶，则益水力强。妙在鸡子黄，乃滋肾阴，养心血而安神，数药合用，则肾水可旺，心火可清，心肾交通，水火既济，诸证悉平。

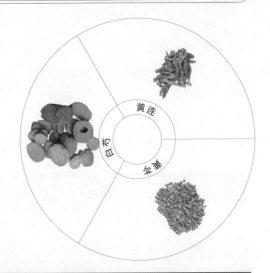

十二 风温、温热、温疫、温毒、冬温

【原文】

夜热早凉，热退无汗，热自阴来者，青蒿鳖甲汤主①之。

【译文】

全身在夜间发热，而在清晨的时候热退身凉，热退时没有出汗的病症，其实这是邪热深伏阴分的表现，应该采用青蒿鳖甲汤。

【注释】

①主：治疗。

【主攻汤方】

《青蒿鳖甲汤方》

（辛凉合甘寒法）

青蒿鳖甲地知丹，搜剔伏邪气血间。
热自阴来退无汗，早凉夜热一服安。

偏于热重少阳疟，汗解渴饮脉左弦。
救热早凉去生地，花粉加来桑叶添。

药材组成： 青蒿、知母各 6 克，鳖甲 15 克，细生地 12 克，牡丹皮 9 克。

功用主治： 养阴透热。治温病后期，热邪深伏阴分，夜热早凉，热退无汗，能食消瘦，舌红少苔，脉细数。

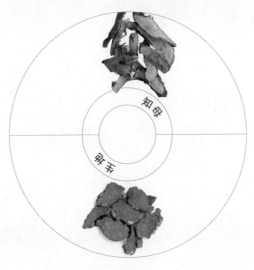

用法用量：用水 1 升，煮取 400 毫升。分二次服。

方义备注：以鳖甲蠕动之物，入肝经至阴之分，既能养阴，又能入络搜邪；以青蒿芳香透络，从少阳领邪外出；细生地清阴络之热，牡丹皮泻血中之伏火；知母者，知病之母也，佐鳖甲、青蒿而成搜剔之功焉。再此方有先入后出之妙，青蒿不能直入阴分，有鳖甲领之入也。鳖甲不能独出阳分，有青蒿领之出也。

十三 风温、温热、温疫、温毒、冬温

【原文】

热邪深入下焦，脉沉数，舌干齿黑，手指但觉蠕动，急防痉厥[1]，二甲复脉汤主之。

【译文】

热邪深入下焦，脉象沉数，舌头表面变得干燥，牙齿呈现焦黑色，手指微微地抽动，亟须提防痉厥出现，此时应采用二甲复脉汤。

【注释】

①痉厥：在这里指的是痉，也就是"动风"。

【主攻汤方】

《二甲复脉汤方》

（咸寒甘润法）

药材组成：炙甘草、干地黄、生白芍各 18 克，麦冬（不去心）15 克，阿胶、麻仁各 9 克，生牡蛎 15 克，生鳖甲 24 克。

功用主治：育阴潜阳。主温病热邪深入下焦，脉象沉数，舌干齿黑，手指微微蠕动，有发痉厥之势，或痉厥已作者。

用法用量：上药用水 800 毫升，煮取 640 毫升，分三次服。

方义备注：方中炙甘草资助胃气；地黄、白芍、麦冬、阿胶滋养阴液；生牡蛎、生鳖甲介类潜阳。诸药合用，有育阴潜阳之功。对于热伤阴液，阴虚不能潜阳，肝风内动者，用之可以防止痉厥的发生，即使痉厥已作者，亦可应用。

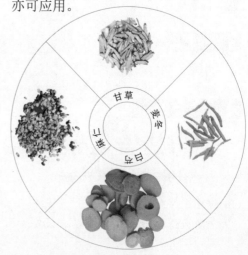

十四 风温、温热、温疫、温毒、冬温

【原文】

下焦温病，热深厥甚，脉细促，心中憺憺大动①，甚则心中痛者，三甲复脉汤主之。

【译文】

温病热邪传入下焦肝肾，因邪热深入，从而导致四肢抽搐厥冷的病症十分厉害，脉象细小而短促，心脏跳动剧烈，甚至还会有疼痛感，则应采用三甲复脉汤。

【注释】

①心中大动：形容心跳十分快，心跳撞击胸壁，有心虚震动之感。

【主攻汤方】

三甲复脉汤方

（同二甲复脉汤法）

三甲复脉蛎龟鳖，地芍麻仁胶草麦；
温邪伤阴肢痉挛，息风潜阳又养阴。

药材组成： 炙甘草、干地黄、生白芍各 18 克，麦冬（不去心）15 克，阿胶、麻仁各 9 克，生牡蛎 15 克，生鳖甲 24 克，生龟板 30 克。

功用主治： 滋阴潜镇。治温邪深入下焦，热深厥甚，心中憺憺大动，甚或心胸疼痛，脉象细促者。

用法用量： 上药用水 1.6 升，煮取 600 毫升，分三次服。

方义备注： 前二甲复脉，防痉厥之渐；即痉厥已作，亦可以二甲复脉止厥。兹又加龟板名三甲者，以心中大动，甚则痛而然也。心中动者，火以水为体，肝风鸱张，立刻有吸尽西江之势，肾水本虚，不能济肝而后发痉；既痉而水难猝补，心之本体欲失，故然而大动也。甚则痛者，"阴维为病主心痛"，此证热久伤阴，八脉丽于肝肾，肝肾虚而累及阴维故心痛，非如寒气客于心胸之心痛，可用温通。故以镇肾气补任脉通阴维之龟板止心痛，合入肝搜邪之二甲，相济成功也。

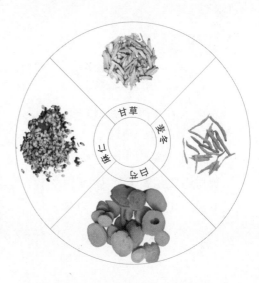

十五 风温、温热、温疫、温毒、冬温

【原文】

既厥且哕①（别名呃忒），脉细而劲②，小定风珠主之。

【译文】

下焦温病不仅有手足发痉厥冷的症状，还有呃逆频频（常被称为"打呃忒"）的症状，脉象细而弦劲有力的，应采用小定风珠进行对症治疗。

【注释】

①哕：由于胃气上逆而发出的呃声。

②劲：指的是脉象坚强有力，属弦急之象。

【主攻汤方】

《小定风珠方》

（甘寒咸法）

小定风珠鸡子黄，阿胶童便菜龟商，
既厥且哕细劲脉，下焦肝动莫温阳。

药材组成：鸡子黄（生用）1 枚，阿胶 6 克，生龟甲 18 克，童便 1 杯，淡菜 9 克。

功用主治：滋阴潜阳，熄风降逆。治温邪久羁下焦，消泺肝肾阴液，虚火上冲，发为痉厥呃忒，脉细而劲者。

用法用量：上药用水 1 升，先煮龟板、淡菜，得 400 毫升，去渣，入阿胶，上火烊化，再入鸡子黄搅匀，冲入童便，顿服之。

方义备注：方中鸡子黄、阿胶，为血肉有情之品，能滋补阴液而熄内风；龟板、淡菜滋阴潜阳，并能降逆平冲；童便滋阴降火。合用而有滋阴潜阳，熄风降逆之效。

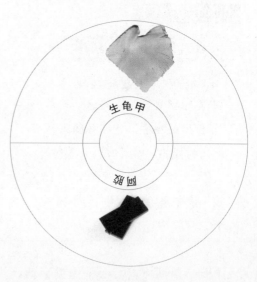

生龟甲

阿胶

十六 风温、温热、温疫、温毒、冬温

【原文】

既厥且哕①（别名呃忒），脉细而劲②，大定风珠主之。

【译文】

热邪长时间地滞留于下焦，消灼真阴，或由于误用了辛温解表法，或由于乱用了苦寒攻下法，从而导致精神倦怠，手足抽搐，脉象虚弱，舌绛少苔，时不时地还会产生虚脱现象的，应该采用大定风珠进行对症治疗。

【注释】

①时时欲脱者：时不时出现虚脱现象的。

【主攻汤方】

《大定风珠方》

（酸甘咸法）

大定风珠取法酸，甘咸同用在充填，
麻仁芍地草胶味，龟鳖牡蛎蛋黄团。
久羁热邪真阴泼，舌绛苔少阴难还，
瘛疭脉气并虚弱，妄攻误表费周旋。

药材组成： 生白芍、干地黄、麦冬（连芯）各18克，阿胶9克，生龟板、鳖甲（生用）、生牡蛎、炙甘草各12克，麻仁、五味子各6克，鸡子黄（生）2个。

功用主治： 滋阴养液，柔肝熄风。主下焦温病，热邪久羁，吸烁真阴，神倦瘛疭，脉气虚弱，舌绛苔少，时时欲脱者。

用法用量： 上药用水1.6升，煮取600毫升，去渣，再入鸡子黄，搅令匀，分三次服。

加减化裁： 喘者，加人参；自汗者，加龙骨、人参、小麦；悸者，加茯神、人参、小麦。

方义备注： 方中鸡子黄、阿胶滋阴养液以熄内风；地黄、麦冬、白芍养阴柔肝；龟板、鳖甲、牡蛎育阴潜阳；麻仁养阴润燥；五味子、甘草酸甘化阴。诸药合用共奏滋阴养液，柔肝熄风之功。

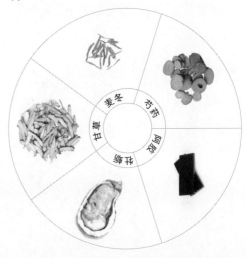

十七 风温、温热、温疫、温毒、冬温

【原文】

壮火尚①盛者，不得用定风珠、复脉。邪少虚多者，不得用黄连阿胶汤。阴虚欲痉者，不得用青蒿鳖甲汤。

【译文】

邪火仍表现炽盛的，治疗时应禁用大小定风珠、加减复脉汤。邪火轻微阴虚较重的，治疗时应禁用黄连阿胶汤。阴虚将要动风的，治疗时不可用青蒿鳖甲汤。

【注释】

①尚：依然的意思。

十八 风温、温热、温疫、温毒、冬温

【原文】

痉厥神昏，舌短，烦躁，手少阴证未罢者，先与牛黄紫雪辈，开窍搜邪；再与复脉汤存阴，三甲潜阳，临证细参①，勿致倒乱。

【译文】

对于抽搐，神志不清，舌体短缩，心情烦躁不安，手少阴心包证候没有完全解除的，治疗时应该先用安宫牛黄丸和紫雪丹之类的方药，以起到清心开窍和泄热达邪的作用。再用加减复脉汤以起到滋养阴液的作用，用牡蛎、鳖甲和龟板这三甲潜阳，临床辨证时必须做到据证详审，千万不可以颠倒混乱。

【注释】

①临证细参：意思是说，临床辨证需据证详审。

十九 风温、温热、温疫、温毒、冬温

【原文】

邪气久羁，肌肤甲错①，或因下后邪欲溃，或因存阴得液蒸汗，正气已虚，不能即出，阴阳互争而战者，欲作战汗②也，复脉汤热饮之。虚盛者加人参；肌肉尚盛者，但令静，勿妄动也。

【译文】

温邪好长时间滞留不解，皮肤既粗糙又干燥就像鱼鳞的形状一样，这个时候或者是由于用攻下法后邪热将溃散，或者由于滋补阴液后可蒸液为汗达邪外出，但是正气已出现亏虚的现象，无法马上驱邪外出，而出现正邪交争恶寒战栗，将要出现战汗的，适宜煎加减复脉汤，患者服用时一定要趁热饮下。对于正气过虚者，应该在方剂中加入人参；如果肌肉未消瘦还依然身体壮实的，只需让其静卧休息，不可随意活动就可以了。

【注释】

①肌肤甲错：指的是肌肤干燥粗糙，甚则干燥如鳞甲。

②战汗：指的是战栗而后汗出的症状。

二十 风温、温热、温疫、温毒、冬温

【原文】

时欲漱口不欲咽，大便黑而易①者，有瘀血也，犀角地黄汤主之。

【译文】

不时地需要用水漱口但是又不愿意下咽，大便颜色呈现黑色而容易排泄的，其实属内有瘀血的病症，治疗时应该采用犀角（水牛角代）地黄汤。

【注释】

①易：容易。

【主攻汤方】

《犀角地黄汤方》

（甘咸微苦法）

犀角地黄芍药丹，血热妄行吐衄斑，蓄血发狂舌真绛，凉血散血服之安。

药材组成： 干地黄30克，生白芍、牡丹皮、犀角（水牛角代）各9克。

主治：治血证，大便黑，衄后脉微，发狂发黄当汗下，汗内有瘀血。

用法用量：上药用水5杯，煎煮成两杯，分两次服，用药渣再煮成一杯服。

加减化裁：若见蓄血、喜忘如狂者，系热潘血分，邪热与瘀血互结，可加大黄、黄芩，以清热逐瘀与凉血散瘀同用；郁怒而夹肝火者，加柴胡、黄芩、栀子以清泻肝火；用治热迫血溢之出血证，可酌加白茅根、侧柏炭、小蓟等，以增强凉血止血之功。

方义备注：本方治证由热毒炽盛于血分所致。心主血，又主神明，热入血分，一则热扰心神，致躁扰昏狂；二则热邪迫血妄行，致使血不循经，溢出脉外而发生吐血、衄血、便血、尿血等各部位之出血，离经之血留阻体内又可出现发斑、蓄血；三则血分热毒耗伤血中津液，血因津少而浓稠，运行涩滞，渐聚成瘀，故舌紫绛而干。此际不清其热则血不宁，不散其血则瘀不去，不滋其阴则火不熄，正如叶天士所谓"入血就恐耗血动血，直须凉血散血。"治当以清热解毒，凉血散瘀为法。方用苦咸寒之犀角（水牛角代）为君，凉血清心而解热毒，使火平热降，毒解血宁。臣以甘苦寒之

生地，凉血滋阴生津，一以助犀角（水牛角代）清热凉血，又能止血；一以复已失之阴血。用苦微寒之赤芍与辛苦微寒之牡丹皮共为佐药，清热凉血，活血散瘀，可收化斑之功。四药相配，共成清热解毒，凉血散瘀之剂。本方配伍特点是凉血与活血散瘀并用，使热清血宁而无耗血动血之虑，凉血止血又无冰伏留瘀之弊。

本方与清营汤均以水牛角、生地为主，以治热入营血证。但清营汤是在清热凉血中伍以银花、连翘等轻清宣透之品，寓有"透热转气"之意，适用于邪初入营尚未动血之证；本方配伍赤芍、牡丹皮泄热散瘀，寓有"凉血散血"之意，用治热入血分而见耗血、动血之证。

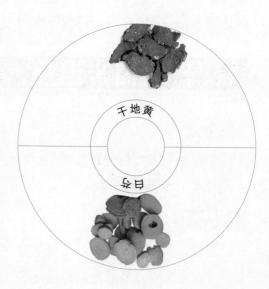

二十一 风温、温热、温疫、温毒、冬温

【原文】

少腹坚满^①，小便自利，夜热昼凉，大便闭，脉沉实者，蓄血也，桃仁承气汤主之，甚则抵当汤。

【译文】

小腹表现出坚硬胀满，小便自利，在夜间会发热，白天则会热退身凉，大便闭结不通，脉象表现沉实有力，下焦蓄血的证候，对此，在治疗的时候适宜采用桃仁承气汤，严重的则用抵当汤进行针对性的治疗。

【注释】

①坚满：意思是坚硬胀满。

【主攻汤方】

《桃仁承气汤方》

（苦辛咸寒法）

桃仁承气用归芍，丹皮硝黄蓄血调，夜热昼凉少腹满，通达便秘尽逍遥。

药材组成： 大黄15克，芒硝6克，桃仁、当归、芍药、牡丹皮各9克。

功用主治： 瘟疫昼夜发热，日晡益甚，既投承气，昼日热减，至夜独热，由于瘀血未行者。

用法用量： 上药用水8杯，煎煮成3杯，先服1杯，若大便得通，则停服余药，无反应则继续服。

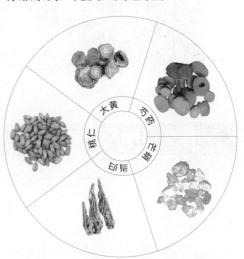

《抵当汤方》

（飞走攻络苦咸法）

药材组成： 大黄、桃仁各15克，虻虫（炙干燥后磨为粉末）20个，水蛭（炙干燥后磨为粉末）1.5克。

功用主治： 破血祛瘀。主下焦蓄血所致的发狂或如狂，少腹硬满，小便自利，喜忘，大便色黑易解，脉沉结，及妇女经闭，少腹硬满拒按者。

用法用量： 上药四味，以水500毫升，煮取300毫升，去渣温服100毫升，不下更服。

方义备注： 甘缓结，苦泄热，桃仁、大黄之甘苦，以下结热。苦走血，咸渗血，虻虫、水蛭之苦咸，以除畜血。

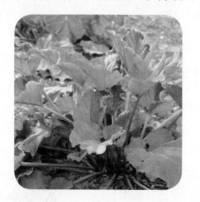

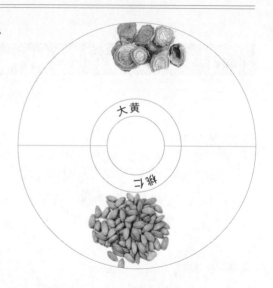

大黄

桃仁

二十二 风温、温热、温疫、温毒、冬温

【原文】

温病脉，法当数，今反不数而濡小者，热撤①里虚也。里虚下利稀水，或便脓血者，桃花汤主之。

【译文】

温病的脉象，按道理讲应是数的，现脉不数反而成了濡小的，表明其热邪尽管已经退去但是阳气却已经虚弱。阳虚下利稀水，或大便脓血，治疗时应该采用桃花汤。

【注释】

①撤：指的是退去。

【主攻汤方】

《 桃花汤方 》

（甘温兼涩法）

桃花汤证细推敲，石脂炮姜粳米调。
热撤里虚脉濡小，下利稀水血脓交。
还医肢厥食不进，涩止敛滑固脱牢。
下利无度脉微细，虚甚又必人参桃。

药材组成： 赤石脂30克（其中一半整块煎煮，一半研为细末调服），炮姜15克，白粳米60克。

功用主治： 温中涩肠。治久痢不愈，便脓血，色黯不鲜，腹痛喜温喜按，舌质淡苔白，脉迟弱，或微细。现用于痢疾后期、伤寒肠出血、慢性肠炎、溃疡病、带下等属于脾肾阳虚者。

用法用量：上三味，以水 700 毫升，煮米令熟，去渣，温服 150 毫升，纳赤石脂末 5 克，一日三服。若一服愈，余勿服。

加减化裁：里虚严重的加入人参。

方义备注：本方所治久痢，属于脾肾阳气衰微所致。方中赤石脂涩肠固脱为君；干姜温中祛寒为臣；粳米养胃和中为佐使，助赤石脂、干姜以厚肠胃。诸药合用，共奏温中涩肠之效。

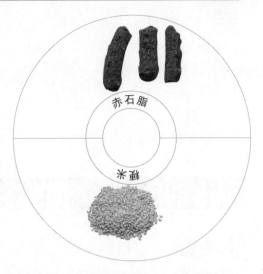

赤石脂

粳米

二十三 风温、温热、温疫、温毒、冬温

【原文】

温病七、八日以后，脉虚数，舌绛苔少[①]，下利日数十行，完谷不化，身虽热者，桃花粥主之。

【译文】

温病在发病七八日后，脉象虚数，舌质红绛少苔，大便泄泻在一日之内会发生数十次，粪中夹有还依然没有消化的食物残渣，尽管依然在发热，但是治疗时也应该采用桃花粥。

【注释】

①舌绛苔少：舌质红绛少苔。

【主攻汤方】

《桃花粥方》

（甘温兼涩法）

药材组成：人参、炙甘草各 9 克，

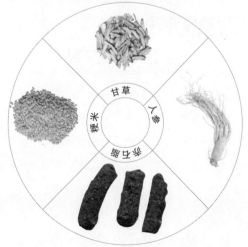

甘草

人参

粳米

赤石脂

赤石脂18克（研为细末），白粳米60克。

功用主治： 益气涩肠。治温病七八日以后，脉虚数，舌绛苔少，下利日数十行，完谷不化，身虽热者。

用法用量： 用水2升，先煮参、草，得1升，去渣，再入粳米，煮得600毫升，纳石脂末9克，顿服之。利不止，再服200毫升，如上法；利止后停服。

加减化裁： 先因过用寒凉，脉不数，身不热者，加干姜9克。

二十四 风温、温热、温疫、温毒、冬温

【原文】

温病少阴下利，咽痛胸满心烦①者，猪肤汤主之。

【译文】

温病邪入下焦少阴，出现大便下利，咽喉有疼痛感，胸中满闷，心情烦躁不安的，治疗时应该采用猪肤汤。

【注释】

①咽痛胸满心烦：咽喉疼痛，胸中满闷，心烦不安。

【主攻汤方】

《 **猪肤汤方** 》

（甘润法）

猪肤汤煮一斤肤，粉蜜调熬近似糊，
下利咽痛虚热逼，阴虚阳亢服之舒。

药材组成： 猪肤500克（用洁白的猪皮，尽量将里面的肥肉油脂刮净，使它薄如纸一样）。

主治： 治少阴病下利、咽痛、胸满、心烦。

用法用量： 上药1味加入水5升，煎煮取2.5升，去掉药渣，加白蜜0.5升、白米粉150克，煎熬至有香味溢出，调和均匀。

方义备注： 猪肤、白蜜清金而止痛，润燥而除烦，白米粉涩滑溏而收泄利也。肺金清凉而司皮毛，猪肤善于清肺，肺气清降，浮火归根，则咽痛与烦满自平也。

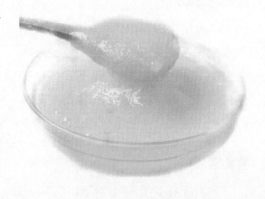

二十五 风温、温热、温疫、温毒、冬温

【原文】

温病少阴咽痛者，可与甘草汤；不瘥者^①，与桔梗汤。

【译文】

对于温病邪入少阴咽喉疼痛的患者，治疗时可以采用甘草汤；如果服药之后依然未恢复的，治疗时可以换用桔梗汤。

【注释】

①不瘥者：指服药之后不愈者。

【主攻汤方】

《甘草汤方》

（甘缓法）

药材组成：甘草60克。

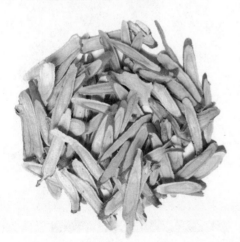

功用主治：清热解毒。治少阴咽痛，兼治舌肿。

用法用量：上一味，以水600毫升，煮取300毫升，去渣。每次温服150毫升，一日二次。

《桔梗汤方》

（苦辛甘升提法）

药材组成：桔梗60克，甘草60克。

功用主治：宣肺利咽，清热解毒。治风邪热毒客于少阴，上攻咽喉，咽痛喉痹，风热郁肺，致成肺痈，咳嗽，胸满振寒，咽干不渴，时出浊沫，气息腥臭，久则吐脓者。

用法用量：以水600毫升，煮取300毫升，去渣。每次温服150毫升，一日二次。

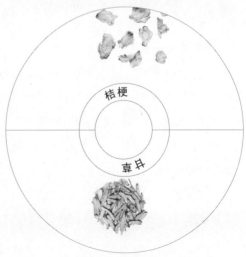

桔梗

甘草

二十六 风温、温热、温疫、温毒、冬温

【原文】

温病入少阴，呕而咽中伤，生疮不能语，声不出者，苦酒①汤主之。

【译文】

温病邪入少阴，出现呕吐现象且咽喉遭到损伤，咽喉溃烂生疮无法说话，声音发不出者，在治疗方面应该采用苦酒汤。

【注释】

①苦酒：也就是食醋，有说是米醋，有云是陈醋。

【主攻汤方】

《 苦酒汤方 》

（酸甘微辛法）

苦酒汤专入少阴，去黄鸡子但留清，
生半夏需研为末，同内壳中锅内蒸，
咽痛有疮声不出，辛开苦降效如神。

药材组成：半夏（制用）6克，醋30毫升，鸡子一枚（去掉蛋黄，将醋灌入鸡蛋壳内）。

功用主治：燥湿化痰，活血祛瘀，消肿止痛。主痰湿结聚，气血瘀滞。

用法用量：上药备好，将半夏纳入醋中，然后将鸡蛋壳放在刀柄后的圆环中，置于炉火上，煮沸3次，去掉药渣，取少量药汁含入口内缓缓咽下。如果用药后不愈，可再制作3剂服用。

方义备注：半夏之辛滑，佐以鸡子清之甘润，有利窍通声之功，无燥津涸液之虑；然半夏之功能，全赖苦酒（醋），摄入阴分，劫涩敛疮，即阴火沸腾，亦可因苦酒而降矣，故以为名。

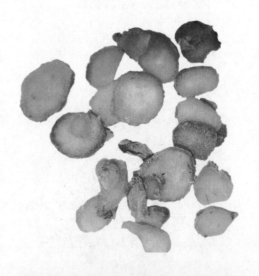

✿半夏

二十七 风温、温热、温疫、温毒、冬温

【原文】

妇女温病，经水适来^①，脉数耳聋，干呕烦渴，辛凉退热，兼清血分，甚至十数日不解，邪陷发痉者，竹叶玉女煎主之。

【译文】

妇女在患温病期间，月经也正好来潮，引发了脉数，耳朵听不见，干呕，心情烦躁，口渴，治疗时应该采用辛凉退热，兼清血分热邪的方法。若病情表现严重，十多天都无法缓解，以致邪热内陷而发痉厥的，治疗时则可以采用竹叶玉女煎。

【注释】

①经水适来：指的是月经正好来潮。

【主攻汤方】

《竹叶玉女煎方》

（辛凉合甘寒微苦法）

药材组成：生石膏18克，干地黄、麦冬各12克，知母、牛膝各6克，淡竹叶9克。

功用主治：治妇女温病，经水适来，耳聋干呕，烦渴脉数。甚者十数日不解，邪陷发痉者。

用法用量：上药用水1.6升，先煮石膏、地黄，得1升；再入余四味，煮成400毫升。先服200毫升，12小时后再服。服药后病情缓解，即停服余下汤药，若病仍不解，继续再服。

方义备注：本方证为病邪由表入里，外热未除，里热又急，故邪陷发痉，治以玉女煎加竹叶，两清表里之热。上焦篇用玉女煎时减去牛膝，是因为牛膝为下焦药，以防引邪深入。本证为病在下焦，所以仍用牛膝。

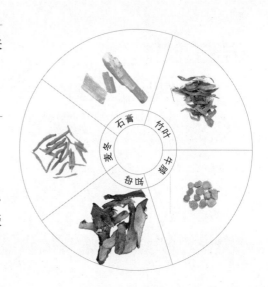

二十八 风温、温热、温疫、温毒、冬温

【原文】

热入血室①，医与两清气血，邪去其半，脉数，余邪不解者，护阳和阴汤主之。

【译文】

温病邪热深入血室，医生给患者施以气血两清治疗方法之后，邪热已经祛除了一半还多，脉数，余邪还没有全部解除的，治疗时应采用护阳和阴汤。

【注释】

①血室：一指"子宫"，也叫"胞宫"。

【主攻汤方】

《护阳和阴汤方》

（甘凉甘温复法，偏于甘凉，即是加减复脉汤的治法）

护阳和阴血室伤，两清气血半邪亡。
脉数余邪还不解，芍参草麦地黄将。

药材组成： 白芍15克，炙甘草、人参、麦冬（连芯炒用）各6克，干地黄（炒用）9克。

功用主治： 温病热入血室，医与两清气血，邪去其半，脉数，余邪不解者。

用法用量： 水5杯，煮取2杯，分2次温服。

方义备注： 大凡体质素虚之人，驱邪及半，必兼护养元气，佐以清邪。故以参、甘护元阳，白芍、麦冬、生地和阴清邪也。

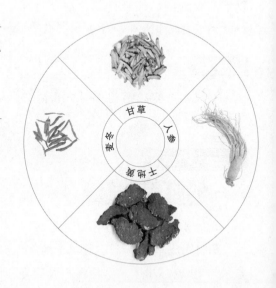

二十九 风温、温热、温疫、温毒、冬温

【原文】

热入血室，邪去八九，右脉虚数，暮微寒热者①，加减复脉汤，仍用参主之。

【译文】

热入血室，邪热已经有十分之八九祛除了，患者右手脉象虚数，傍晚时分轻微地恶寒发热的，对此，应采用加减复脉汤仍用参方进行对症治疗。

【注释】

①暮微寒热者：傍晚轻微恶寒发热者。

【主攻汤方】

《加减复脉汤仍用参方》

药材组成： 即在前述加减复脉汤内加入人参9克。

方义备注： 仍用参以补气。

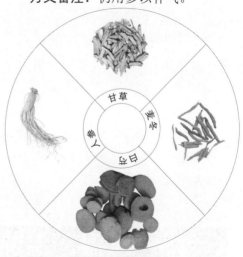

甘草
麦冬
人参
日分

三十 风温、温热、温疫、温毒、冬温

【原文】

热病经水适至，十余日不解①，舌痿饮冷，心烦热，神气忽清忽乱，脉右长左沉②，瘀热在里也，加减桃仁承气汤主之。

【译文】

妇女患了温热病，月经也正好来潮，病邪十多天无法解除，具体病症有舌体痿软，喜欢喝凉水，心中烦热，神志有时清醒有时错乱，脉象表现为

右手长而左手沉，其实这属瘀热在里的实际表现，应该给患者服用加减桃仁承气汤。

【注释】

①解：解除。

②脉右长左沉：脉象右手长而左手沉。

【主攻汤方】

《加减桃仁承气汤方》

（苦辛走络法）

药材组成： 大黄（制用）、桃仁（炒用）各9克，细生地黄18克，牡丹皮12克，泽兰、人中白各6克。

功用主治： 逐血分瘀热。治热病经水适至，十数日不解，舌痿饮冷，心中烦热，神气忽清忽乱，脉右长左沉，瘀热在里者。

用法用量： 上药用水8杯，煎煮成3杯，先服1杯，待12小时后，如果大便解出黑血，并且随着大便解后患者神志转清，口渴减轻，就可停止服药；如果服药后病情没有变化，则继续服第2杯，或再服第3杯。

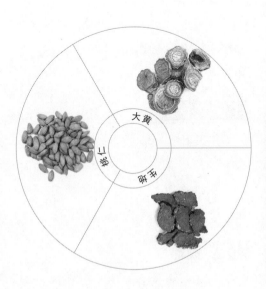

三十一 风温、温热、温疫、温毒、冬温

【原文】

温病愈①后，嗽稀痰而不咳，彻夜不寐②者，半夏汤主之。

【译文】

温病在恢复以后，咯吐稀痰，但是并没有咳嗽的症状，整夜无法入眠的，治疗时应该采用半夏汤。

【注释】

①愈：恢复。

②寐：入眠。

【主攻汤方】

《半夏汤》

（辛甘淡法）

药材组成： 半夏（制用）24克，

秫米60克（即通常所说的高粱米，古人称它为"稷"，现在也有人称它为"芦稷"，如果难以得到它，则可以薏苡仁代替）。

功用主治：化痰和胃。主痰饮内阻，胃气不和，夜不得卧。

用法用量：上二味，以流水600毫升，煮取360毫升，每次服180毫升，一日二次分服。

方义备注：半夏逐痰饮而和胃，秫米秉燥金之气而成。故能补阳明燥气之不及而渗其饮，饮退则胃和，寐可立至，故曰覆杯则寐也。

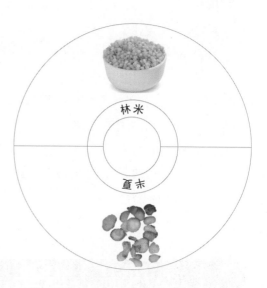

林米

蓝卡

三十二 风温、温热、温疫、温毒、冬温

【原文】

饮退则寐[1]，舌滑[2]，食不进者，半夏桂枝汤主之。

【译文】

痰饮消退后可以入眠，但是舌苔水滑，无法吃东西的，应该采用半夏桂枝汤。

【注释】

①饮退则寐：痰饮消退能够入睡。
②舌滑：指舌苔水滑。

【主攻汤方】

《半夏桂枝汤方》

（辛温甘淡法）

药材组成：半夏、白芍各18克，秫米30克，桂枝12克（这里虽然说用桂枝汤，却用的是小建中汤法。桂枝用量少于白芍，是因为本证与桂枝汤证有表里的不同），炙甘草3克，生姜9克，大枣（去核）2枚。

功用主治：调和营卫，降逆化浊。饮退得寐，舌滑，食不进者。

用法用量： 上药用水 8 杯，煎煮成 3 杯，分 3 次温服。

方义备注： 温病邪退而未尽，外则营卫不和，内则脾胃失运，故治以半夏秫米汤化饮和胃，桂枝汤调营卫，和脾胃。是以营卫调，脾胃运，阴阳和，此乃合方之优势也。

运用： 本方健脾和胃，通阳敛阴，用于纳差失眠的治疗。

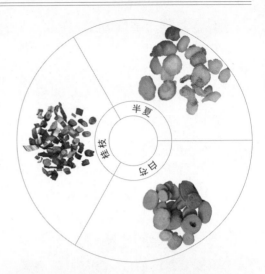

三十三 风温、温热、温疫、温毒、冬温

【原文】

温病解后，脉迟①，身凉如水，冷汗自出者，桂枝汤主之。

【译文】

温病邪解以后，产生脉象迟缓，肌肤凉就像冷水一样，冷汗自出的，治疗时宜用桂枝汤。

【注释】

①脉迟：脉象迟缓。

【主攻汤方】

桂枝汤方（见上焦篇。但此处用桂枝，分量与芍药等，不必多于芍药；亦不必啜粥再令汗出，即仲景以桂枝汤小和之法）。

三十四 风温、温热、温疫、温毒、冬温

【原文】

温病愈后，面色萎黄，舌淡，不欲饮水，脉迟而弦①，不食者，小建中汤主之。

【译文】

温病恢复以后，患者出现面色萎黄，舌质颜色发淡，根本不想喝水，脉象表现弦缓，不想吃东西，对此，治疗时应采用小建中汤。

【注释】

①脉迟而弦：脉象弦缓。

【主攻汤方】

〈小建中汤方〉

（甘温法）

小建中汤芍药多，桂枝甘草姜枣合，
饴糖为君补中气，虚劳腹痛服之瘥。

药材组成：白芍（酒炒）18克，桂枝12克，甘草（炙用）、生姜各9克，大枣（去核）2枚，胶饴15克。

功用主治：温中补虚，和里缓急。治虚劳里急，腹中时痛，喜得温按，按之则痛减，舌淡苔白，或心中悸动，虚烦不宁，面色无华，或四肢酸疼，手足烦热，咽干口燥。现用于胃及十二指肠球部溃疡、神经衰弱、慢性肝炎等见有上述症状者。

用法用量：上药六味，以水700毫升，煮取300毫升，去渣，加入饴糖，更上微火烊化，分二次温服。

注意：呕家、吐蛔、中满者均忌用。

方义备注：本方为桂枝汤倍芍药加胶饴组成。方中重用饴糖温中补虚，和里缓急；桂枝温阳散寒；芍药和营益阴；炙甘草调中益气。诸药合用，共奏温养中气，平补阴阳，调和营卫之功。

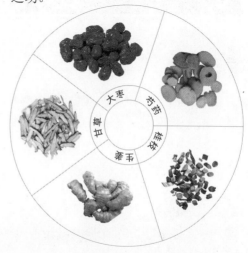

三十五 风温、温热、温疫、温毒、冬温

【原文】

温病愈后，或一月，至一年，面微赤，脉数，暮热，常思饮不欲食者，五汁饮主之，牛乳饮亦主之。病后肌肤枯燥，小便溺管痛，或微燥咳①，或不思食，皆胃阴虚也，与益胃、五汁辈。

【译文】

温病恢复以后，或者经过1个月的时间，或者经过1年的时间，患者的面部微微发红，脉象数，在夜间的时候发热，总是想喝水但是不愿意吃东西的，治疗时应采用五汁饮，也可用牛乳饮进行治疗。温病后期，患者的皮肤枯燥，小便的时候尿道感到疼痛，或有轻微的干咳现象，或不想吃东西，其实这均为胃阴虚的实际表现，应该给患者服用益胃汤、五汁饮之类的方剂。

【注释】

①燥咳：属阴虚咳嗽。指干咳或少量黏痰，咯出不爽。

【主攻汤方】

五汁饮、牛乳饮方（并见前秋燥门）。

益胃汤（见中焦篇）。

三十六 暑温、伏暑

【原文】

暑邪深入少阴消渴①者，连梅汤主之，入厥阴麻痹者，连梅汤主之；心热烦躁神迷甚者；先与紫雪丹，再与连梅汤。

【译文】

暑热病邪进一步地深入下焦少阴，产生口渴多饮，但是饮了水却无法解渴的，治疗时应采用连梅汤；暑热病邪进一步地深入厥阴，产生肢体麻痹无知觉病症的，治疗时应采用连梅汤；心中灼热，烦躁不安，神志不清的，应该先用紫雪丹治疗，再用连梅汤进行对症治疗。

【注释】

①消渴：在这里指渴而多饮，饮不解渴的症状，而不是多食、多饮、多尿、体重减少的三多一少消渴病。

【主攻汤方】

《连梅汤方》

（酸甘化阴酸苦泄热法）

连梅可使少阴调，暑入厥阴麻痹疗。
麦地阿胶先紫雪，神迷心热燥烦消。

药材组成： 黄连、阿胶各6克，乌梅（去核）、麦冬（连芯用）、生地黄各9克。

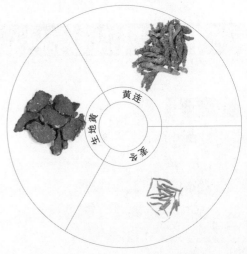

功用主治：清心泻火，滋肾养液。治暑邪深入少阴，火灼阴伤，消渴引饮；暑邪深入厥阴，筋脉失养，手足麻痹者。

用法用量：用水1升，煮取400毫升，分二次服。

加减化裁：脉虚大而芤者，加人参。

方义备注：方中黄连清心热，阿胶、生地滋肾液，麦冬养肺阴，以滋水之上源；乌梅与黄连相合，有酸苦泄热之效，与生地、麦冬相合，有酸甘化阴之功。心火清，肾水复，肝阴充，则消渴、麻痹均可愈。

三十七 暑温、伏暑

【原文】

暑邪深入厥阴，舌灰①，消渴，心下板实②，呕恶吐蛔，寒热，下利血水，甚至声音不出，上下格拒③者，椒梅汤主之。

【译文】

暑热病邪进一步地深入厥阴经，舌苔颜色发灰，口渴引饮，即使喝了水也不解渴，心下痞满坚硬，伴随有恶心呕吐现象，有的时候还会口吐蛔虫，恶寒发热，下利血水样粪便，甚至有的患者音哑无法出声，上下阻格不通，治疗方面应该采用椒梅汤。

【注释】

①舌灰：指的是舌苔颜色发灰。

②心下板实：指胃脘部按之坚实硬满。

③上下格拒：在这里指的是邪气阻隔，上下不通畅，以致上逆呕恶，下利便血等。

【主攻汤方】

椒梅汤方

（酸苦复辛甘法，即张仲景的乌梅丸法）

椒梅酸苦复辛甘，姜枳芩芍参半连，暑陷厥阴苔灰渴，呕蛔下血且声难。

药材组成：黄连、黄芩、干姜、人参、半夏各6克，白芍（生）、花椒（炒黑）、乌梅（去核）各9克，枳实4.5克。

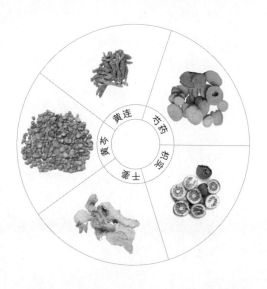

功用主治：驱蛔，祛暑。治暑邪深入厥阴，舌灰，消渴，心下板实，呕恶吐蛔，寒热，下利血水，甚至声音不出，上下格拒者。

用法用量：上药用水 1.6 升，煮取 600 毫升，分三次服。

方义备注：本方由仲景乌梅丸化裁而成。方中川椒、乌梅、黄连三味极辛、极酸、极苦之品，为驱蛔杀虫之主药；配黄芩助黄连以祛暑邪；干姜助川椒以驱蛔，并能温脾胃以实土；土败木乘，故以白芍以柔肝，人参以补虚；心下板实，故用枳实以破气消痞；呕恶吐蛔，故用半夏以降逆止呕。诸药合用，共奏驱蛔祛暑之功。

三十八 暑温、伏暑

【原文】

暑邪误治，胃口①伤残，延及中下，气塞填胸②，燥乱③口渴，邪结内踞，清浊交混④者，来复丹主之。

【译文】

感受暑热病邪因治疗失误而损伤了胃气，使邪气蔓延到中焦和下焦，胸部壅塞痞闷，心烦意乱，口渴，邪气盘踞固结在里，呈现出清气不升，浊气不降，清浊相混状态的，则应采用来复丹。

【注释】

①胃口：泛指胃脘部，此处指胃气、脾胃阳气。

②气塞填胸：具体指的是气机闭塞，胸脘壅塞，呼吸不畅。

③燥乱：意思为躁扰不安。

④清浊交混：指清气不升，浊气不降，清浊相混。

【主攻汤方】

《来复丹方》

（酸温法）

来复偏医暑误疗，元精灵脂共硫硝，青橘纳利塞胸气，胃口伤残渴燥调。

药材组成：太阴元精石、进口硫黄、硝石各 30 克（与硫黄共同研为细末，微火炒至结块如砂粒大小），橘红、青皮（去白）、五灵脂各 6 克（用水沉淀，去掉药中的砂石，炒到不冒烟为止）。

制法：上药用五灵脂、橘红、青皮为细末，次入玄精石末及前硫硝末，拌匀以后滴醋打糊为丸，如豌豆大。

功用主治：和济阴阳，理气止痛，

祛痰开窍。治心肾不交，上盛下虚。痰厥气闭，心腹冷痛，大便泄泻。

用法用量：每服 30 粒，空腹时用粥饮吞下，甚者 50 粒。小儿 3～5 粒，新生婴儿 1 粒。小儿慢惊风或吐利不止，变成虚风搐搦者，用 5 粒研碎，米饮送下；老人伏暑迷闷，紫苏汤下；妇人产后血逆，上抢闷绝，并恶露不止，及赤白带下，并用醋汤下。

方义备注：本方证属肾虚于下，不能上交于心，阳浮于上，不能下交于肾。方中硫黄辛热，入肾壮阳散寒；消石咸寒，软坚祛痰导闭，一阴一阳，

是谓"二气"。五灵脂、青皮辛温入肝，行气散瘀，除心腹诸痛；橘红、玄精石理气化痰。诸药合用，使其心肾相交，阴阳相济，生气来复，而诸证可愈。

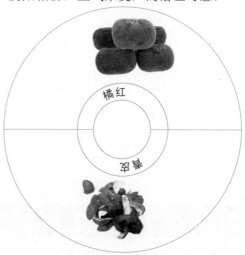

三十九 暑温、伏暑

【原文】

暑邪久热，寝不安，食不甘①，神识不清，阴液元气两伤者，三才汤主之。

【译文】

因感受暑邪而热久久无法消退，睡也睡不踏实，纳食没有味道，神情倦怠，其实这是因为阴液元气都遭到了损伤，治疗时应取用三才汤。

【注释】

①食不甘：指的是纳食索然无味。

【主攻汤方】

《三才汤方》

（甘凉法）

药材组成：人参 9 克，天冬 6 克，干地黄 15 克。

功用主治：补气养阴生津。治暑温日久，寝卧不安，不思饮食，元气阴液两伤者。

用法用量：上药用水 1 升，浓煎 400 毫升，分二次温服。

加减化裁：欲复阴者，加麦冬、

五味子；欲复阳者，加茯苓、炙甘草。

方义备注：凡热病久入下焦，消泺真阴，必以复阴为主。其或元气亦伤，又必兼护其阳。三才汤两复阴阳，而偏于复阴为多。

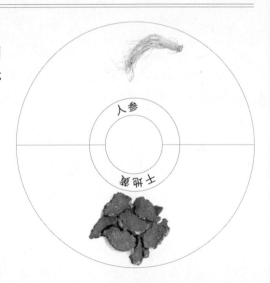

人参

熟地黄

四十 暑温、伏暑

【原文】

蓄血，热入血室，与温热同[1]法。

【译文】

暑温的蓄血证和热入血室证，其相应的治疗方法与别的温热病的蓄血证和热入血室证是一样的。

【注释】

①同：相同。

四十一 暑温、伏暑

【原文】

伏暑、湿温胁痛，或咳，或不咳，无寒，但潮热[1]，或竟寒热如疟状，不可误认柴胡证，香附旋覆花汤主之；久不解[2]者，间用控涎丹。

【译文】

伏暑和湿温病胁肋疼痛，或者产生咳嗽的病症，或者没有产生咳嗽的病症，不恶寒，只有午后潮热，或产生寒热往来的情况且类似于疟疾，临床不可将这种证候错以为是小柴胡汤证，治疗时应该采用香附旋覆花汤；病情迁延好久得不到恢复的，有的时候可以采用控涎丹进行治疗。

【注释】

①但潮热：只有午后潮热。

②久不解：病情迁延日久不恢复的。

【主攻汤方】

《香附旋覆花汤方》

（苦辛淡合芳香开络法）

香附旋覆花，辛淡香开络；
苏子广皮苓，半夏薏仁作。
伏暑又湿温，无寒但潮热，
或竟如疟状，胁痛或不咳。

药材组成： 生香附、旋覆花（用绢包裹入煎）、紫苏子霜、茯苓块各9克，广陈皮6克，半夏、薏苡仁各15克。

功用主治： 蠲饮化痰，行气活血。主治外伤性气血胸。

用法用量： 上药用水8杯，煎煮成3杯，分3次温服。

加减化裁： 腹满者，加厚朴；痛甚者，加降香末；便秘加大黄、枳实；咳血多加田七、藕节炭、茜草；肺热加桑白皮、黄芩、芦根；喘咳多痰加生麻黄、川贝母、枇杷叶；胸痛剧烈加乳香、没药。

方义备注： 按伏暑、湿温，积留支饮，悬于胁下，而成胁痛之证甚多，即《金匮》水在肝而用十枣之证。彼因里水久积，非峻败不可；此因时令之邪，与里水新搏，其根不固，不必用十枣之太峻，只以香附、旋复善通肝络而逐胁下之饮，苏子、杏仁降肺气而化饮，所谓建金以平木；广陈皮、半夏消痰饮之症，茯苓、薏苡仁，开太阳而阖阳明，所谓治水者必实土，中流涨者开支河之法也。用之得当，不过三、五日自愈。其或前医不识病因，不合治法，致使水无出路，久居胁下，恐成悬饮内痛之证，为患非轻，虽不必用十枣之峻，然不能出其范围，故改用陈无择之控涎丹，缓攻其饮。

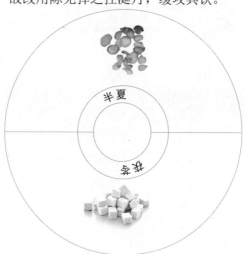

《控涎丹方》

（苦寒从治法）

病减但不除，控涎遂戟芥。

药材组成： 甘遂（去心）、紫大

戟（去皮）、白芥子各等分。

制法：上为细末，煮糊为丸，如梧桐子大，晒干。

功用主治：攻逐痰饮。治痰涎内伏，胸背、手脚、颈项、腰胯突然痛不可忍，内连筋骨，牵引钓痛，坐卧不宁，走易不定，或头痛不可举，昏倦多睡，饮食无味，痰唾稠黏，夜间喉中多有锯声，及手脚沉重，腿冷痹麻，气脉不通等。

用法用量：食后及临卧时用姜汤水送下 5 ～ 10 丸。如疾猛气实，酌加用量。

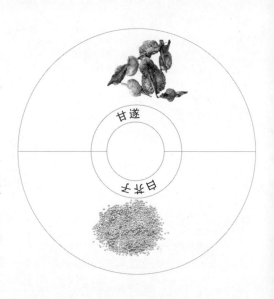

甘遂

白芥子

四十二 寒湿

【原文】

湿之为物也，在天之阳时为雨露，阴时为霜雪，在山为泉，在川为水，包含于土中者为湿。其在人身也，上焦与肺合，中焦与脾合，其流于下焦也，与少阴癸水①合。

【译文】

湿作为物质中的一种，在天气晴暖的时候化为雨露，在天气阴冷的时候化为霜雪，在山中以水泉的形式呈现，在川中以河流的形式呈现，包含于泥土中的为湿。湿犯人体的时候，在上焦是和肺相合的，在中焦是和脾相合的，湿在下焦流窜，和少阴肾相合。

【注释】

①癸水：指的是肾精。癸在五行中属水，肾主水，故此处以癸水替代足少阴肾。

四十三 寒湿

【原文】

湿久不治，伏足少阴，舌白身痛，足跗①浮肿，鹿附汤主之。

【译文】

湿邪长期停留而未得到及时的治疗，邪伏于足少阴肾经，舌淡苔白，全身有疼痛的感觉，足背水肿的，治疗时应该采用鹿附汤。

【注释】

①足跗：指的是足背。

【主攻汤方】

《鹿附汤方》

（苦辛咸法）

鹿附草果菟丝苓，身痛苔白湿可清，
足跗浮肿足经病，少阴湿去待阳升。

药材组成：鹿茸、茯苓各15克，附子、菟丝子各9克，草果3克。

功用主治：寒湿，湿久不治，伏足少阴，舌白身痛，足背浮肿。

用法用量：上用水5杯，煮取2杯，1日2次，滓再煮1杯服。

方义备注：湿伏少阴，故以鹿茸补督脉之阳。督脉根于少阴，所谓八脉丽于肝肾也；督脉总督诸阳，此阳一升，则诸阳听令。附子补肾中真阳，通行十二经，佐之以菟丝，凭空行气而升发少阴，则身痛可休。独以一味草果，温太阴独胜之寒以醒脾阳，则地气上蒸天气之白苔可除；且草果，子也，凡子皆达下焦。以茯苓淡渗，佐附子开膀胱，小便得利，而跗肿可愈矣。

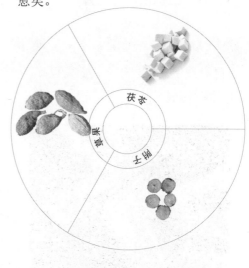

四十四 寒湿

【原文】

湿久①，脾阳消乏，肾阳亦惫者，安肾汤主之。

【译文】

湿邪长期停留，脾阳耗损，肾阳也是虚的，治疗的时候应该采用安肾汤。

【注释】

①湿久：指的是湿邪久留。

【主攻汤方】

安肾汤方

（辛甘温法）

安肾茅术芦巴苓，菟丝补肾久湿通。
脾阳消乏肾亦惫，附茴韭子鹿茸功。

药材组成： 鹿茸、胡芦巴、补骨脂、

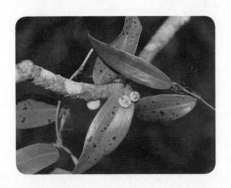

茯苓、菟丝子各9克，韭菜子3克，大茴香、附子、茅术各6克。

功用主治： 湿久脾阳消乏，肾阳亦惫者。

用法用量： 上药用水8杯，煎煮成3杯，分3次服，大便稀溏的加赤石脂。病久怕服汤药的，可用上药20剂制成丸药服。

加减化裁： 大便溏者，加赤石脂。

方义备注： 凡肾阳惫者，必补督脉，故以鹿茸为君，附子、韭子等补肾中真阳；但以苓术二味，渗湿而补脾阳，釜底增薪法也。其曰安肾者，肾以阳为体，体立而用安矣。

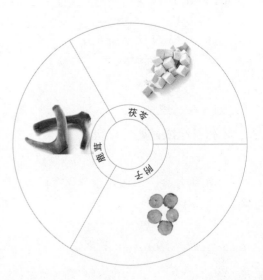

四十五 寒湿

【原文】

湿久伤阳，痿弱不振①，肢体麻痹，痔疮下血，术附姜苓汤主之。

【译文】

湿邪长期停留，伤及阳气，精神出现萎靡，肢体有麻痹感，同时伴有痔疮出血，治疗的时候应该采用术附姜苓汤。

【注释】

①痿弱不振：精神萎靡不振。

【主攻汤方】

《术附姜苓汤方》

（辛温苦淡法）

药材组成：生白术、茯苓各 15 克，

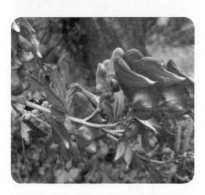

附子、干姜各 9 克。

功用主治：湿久伤阳，痿弱不振，肢体麻痹，痔疮下血。

用法用量：上药用水 5 杯，煎煮成两杯，一日分两次服。

方义备注：按痔疮有寒湿、热湿之分，下血亦有寒湿、热湿之分，本论不及备载，但载寒湿痔疮下者，以世医但知有热湿痔疮下血，悉以槐花、地榆从事，并不知有寒湿之因，畏姜、附如虎，故因下焦寒湿而类及之，方则两补脾肾两阳也。

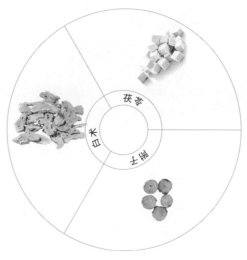

四十六 寒湿

【原文】

先便后血①，小肠寒湿，黄土汤主之。

【译文】

先大便而后出血，是由于小肠寒湿所导致的，在治疗方面应采用黄土汤。

【注释】

①先便后血：先大便而后出血。

【主攻汤方】

《黄土汤方》

（甘苦合用、刚柔互济法）

黄土汤中术附芩，阿胶甘草地黄并；
便后下血功独擅，吐衄崩中效亦灵。

药材组成：甘草、干地黄、白术、附子（炮用）、阿胶、黄芩各9克，灶中黄土250克。

功用主治：温阳健脾，养血止血。治脾虚阳衰，大便下血，及吐血、衄血、妇人血崩，血色黯淡，四肢不温，面色萎黄，舌淡苔白，脉沉细无力。

用法用量：上七味，用水1.6升，

煮取600毫升，分二次温服（药量和服药方法，完全抄录古方，没有增减，使用者可根据实际情况灵活掌握）。

方义备注：方中灶心黄土温中止血为君；白术、附子温脾阳而补中气，助君药以复统摄之权为臣；出血量多，阴血亏耗，而辛温之术、附又易耗血动血，故用生地，阿胶滋阴养血，黄芩清热止血为佐；甘草调药和中为使。诸药配合，寒热并用，标本兼治，刚柔相济，温阳而不伤阴，滋阴而不碍阳。

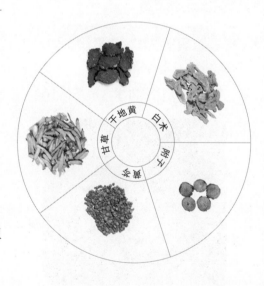

干地黄 白术 附子 黄芩 甘草

四十七 寒湿

【原文】

秋湿内伏，冬寒外加，脉紧无汗，恶寒身病，喘咳稀痰，胸满，舌白滑，恶水①不欲饮，甚则倚息不得卧，腹中微胀，小青龙汤主之；脉数有汗，小青龙去麻、辛主之；大汗出者，倍桂枝，减干姜，加麻黄根。

【译文】

在秋天的时候感受湿邪伏藏于身体内部，到了冬天的时候又感受到寒邪的侵袭，产生脉紧没有汗水、恶寒，身体疼痛，气喘，咳嗽，咳吐稀痰，胸部满闷，舌苔白滑，讨厌喝水的病症，甚至有的患者表现出可见端坐呼吸无法平卧，腹部轻微胀满等，这种情况下应该采用小青龙汤；若脉象数而出汗的，可以采用小青龙汤去麻黄、细辛进行对症治疗；若身出大汗的，那么在方剂中应加倍使用桂枝，而干姜的用量要减少，然后再加入麻黄根。

【注释】

①恶水：指厌恶喝水。

【主攻汤方】

《小青龙汤方》

（辛甘复酸法）

小小青龙最有功，风寒束表饮停胸，
细辛半夏甘和味，姜桂麻黄芍药同。

药材组成：麻黄（去节）、甘草（炙）、芍药、干姜各9克，桂枝（去皮）、半夏各15克，细辛、五味子各6克。

功用主治：解表蠲饮，止咳平喘。治风寒客表，水饮内停，恶寒发热，无汗，咳喘，痰多而稀，舌苔白滑，脉浮；溢饮，身体重痛，肌肤悉肿。现用于慢性支气管炎，支气管哮喘、肺气肿等属外感风寒，内有停饮者。

用法用量：上药八味，以水一升，先煮麻黄去上沫，放入余下诸药，煮取300毫升，去渣，分两次温服。如果出现药效，则暂缓服用余下药液；如果不见效，再继续服药。

加减化裁：若口渴，去半夏，加瓜蒌根9克；微利，去麻黄，加荛花（熬令赤色）5克；噎者，去麻黄，加附子（炮）1枚；若小便不利，少腹满者，去麻黄，加茯苓12克；若喘，去麻黄，加杏仁（去皮、尖）9克。

方义备注：方中麻黄、桂枝解表发汗，宣肺平喘；干姜、细辛温肺化饮，半夏燥湿化痰；芍药配桂枝调和营卫；五味子敛肺止咳，并防诸药温散太过而耗散肺气；炙甘草缓和药性，益气和中。合用而成解表化饮，止咳平喘之剂。

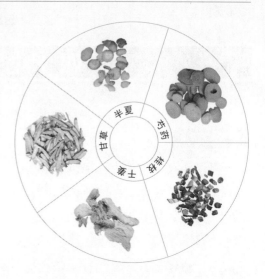

四十八 寒湿

【原文】

喘咳息促[①]，吐稀涎，脉洪数，右大于左，喉哑，是为热饮，麻杏石甘汤主之。

【译文】

气喘咳嗽，呼吸短而急促，咯吐稀薄痰涎，脉象洪数，左手脉象小于右手的，咽喉表现嘶哑，此为热饮，在治疗方面应该采用麻杏石甘汤。

【注释】

①喘咳息促：气喘咳嗽，呼吸短促。

【主攻汤方】

《麻杏石甘汤方》

（辛凉甘淡法）

药材组成：麻黄（去节）、杏仁（去掉皮和尖，碾细）、石膏（碾细）各9克，甘草（炙）6克。

功用主治：辛凉宣泄，清肺平喘。治外感风邪。身热不解，咳逆气急，鼻煽，口渴，有汗或无汗，舌苔薄白或黄，脉滑而数者。

用法用量：上药用水8杯，先煎煮麻黄，耗去两杯时，再去掉药沫，加入其他各药，煎煮成3杯，先服1杯，以嗓音宏亮为洪愈标准。

　　加减化裁：本方出自《伤寒论》，原治太阳病，发汗未愈，风寒入里化热，"汗出而喘者"。后世用于风寒化热，或风热所伤，但见肺中热盛，身热喘急，口渴脉数，无论有汗，无汗，便以本方加减治疗，服后辄效。因肺中热甚，蒸迫津液，固然有汗，若津液大伤，则汗少或无汗。此时当加重石膏用量，或加炙桑皮、芦根、知母之属。若无汗而见恶寒，是虽邪已入里化热，但在表之风寒未尽，或是风温而挟风寒所致，当酌加解表之品，如荆芥、薄荷、淡豆豉、牛蒡子之类，在用清泄肺热为主的同时，开其皮毛，使肺热得泄而愈。所以临证用本方，不必拘于"汗出而喘"，但当细审无汗之故，或加清热生津之品，或加辛散解表之属，自然药证相当，应手而效。

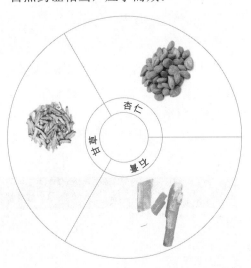

四十九　寒湿

【原文】

　　支饮①不得息，葶苈大枣泻肺汤主之。

【译文】

　　对于支饮证呼吸困难者，治疗时应该采用葶苈大枣泻肺汤。

【注释】

　　①支饮：病症名，《金匮》四饮之一。指痰饮停留于胸膈胃脘部位的病症。

【主攻汤方】

《葶苈大枣泻肺汤》

（苦辛甘法）

　　药材组成：苦葶苈子（炒至香味出来，碾细）9克，大枣（去核）5枚。

　　功用主治：泻肺祛痰，利水平喘。治肺痈，胸中胀满，痰涎壅塞，喘咳不得卧，甚则一身面目浮肿，鼻塞流涕，不闻香臭酸辛；亦治支饮不得息者。

　　用法用量：先以水600毫升，煮枣取400毫升，去枣，加入葶苈，煮取200毫升，顿服。药后若取得疗效，即减少药物用量；若不见效，则继续按原方药量服用；病变去除大半后，即应停止服药。

方义备注：方中葶苈子入肺泄气，开结利水，使肺气通利，痰水俱下，则喘可平，肿可退；但又恐其性猛力峻，故佐以大枣之甘温安中而缓和药力，使驱邪而不伤正。

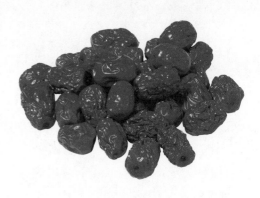

五十 寒湿

【原文】

饮家①反渴，必重用辛，上焦加干姜、桂枝，中焦加枳实、桔皮，下焦加附子、生姜。

【译文】

痰饮患者反而会觉得口渴，在治疗上应该重用辛味的药物。饮在上焦的应该添加干姜和桂枝这两味，在中焦的应该添加枳实和橘皮这两味，在下焦的应该添加附子和生姜这两味。

【注释】

①饮家：泛指平素患痰饮病的人。

五十一 寒湿

【原文】

饮家阴吹①，脉弦而迟，不得固执《金匮》法，当反用之，桔半桂苓枳姜汤主之。

【译文】

痰饮患者产生阴道排气有声的阴吹症状，脉象弦而迟的，在治疗方面不可固守《金匮要略》讲到的阴吹治法，而必须采取与其作用截然相反的疗法，所以可以选用橘半桂苓枳姜汤。

【注释】

①阴吹：指妇女阴道时有气出，或气出有声，状如矢气者。

【主攻汤方】

《橘半桂苓枳姜汤》

（苦辛淡法）

药材组成： 半夏 60 克，小枳实、桂枝各 30 克，橘皮、茯苓块、生姜各 18 克。

功能主治： 治饮家阴吹，脉弦而迟。

用法用量： 上药用甘澜水 10 碗，煎煮成 4 碗，分 4 次服。白天服 3 次，夜晚服 1 次，至病痊愈为止。

方义备注： 病愈后继续采用温中补脾法巩固，使水饮之邪不再停聚。如果属于下焦虚寒的，采用温补下焦的治法。一般情况下，肥胖的人应该用温燥法，消瘦的人应该用温而不燥的治疗方法。

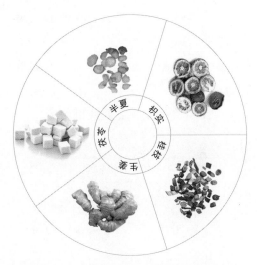

五十二 寒湿

【原文】

暴感寒湿成疝①，寒热往来，脉弦反数，舌白滑，或无苔不渴，当脐痛，或胁下痛，椒桂汤主之。

【译文】

猝然感受寒湿而使疝气形成，具体病症表现为寒热往来，脉象弦而反数，舌苔白滑或无苔不渴，并且脐部或胁下产生了疼痛的感觉，治疗时应选用椒桂汤。

【注释】

①暴感寒湿成疝：猝然感受寒湿而形成疝气。

【主攻汤方】

《椒桂汤方》

（苦辛通法）

椒桂良姜吴茱萸，更取柴苘青广皮，
复感寒温疝寒热，脉弦反数痛当脐。

药材组成： 川椒（炒黑）、桂枝、柴胡各 18 克，良姜、广陈皮、青皮各

9克，小茴香、吴茱萸（泡淡）各12克。

功用主治：温中散寒，行气止痛。治暴感寒湿成疝，寒热往来，脉弦反数，舌白滑，或无苔，不渴，当脐痛，或胁下痛。

用法用量：上药用急流水8碗，煎煮成3碗，先温服1碗，盖上棉被使患者微微出汗为佳；如果没出汗，则再服第2碗，接着喝些生姜汤促进发汗；如果药后出了汗，第二日早晨则再服第三碗，不必盖被再使患者出汗。

方义备注：此小邪中里证也。疝，气结如山也。此肝脏本虚，或素有肝郁，或因暴怒，又猝感寒湿，秋月多得之。既有寒热之表证，又有脐痛之里证，表里俱急，不得不用两解。方以川椒、吴茱萸、小茴香直入肝脏之里，又芳香化浊流气；以柴胡从少阳领邪出表，病在肝治胆也；又以桂枝协济柴胡者，病在少阴，治在太阳也，经所谓病在脏治其腑之义也，况又有寒热之表证乎！佐以青皮、广陈皮，从中达外，峻伐肝邪也；使以良姜，温下焦之里也，水用急流，驱浊阴使无留滞也。

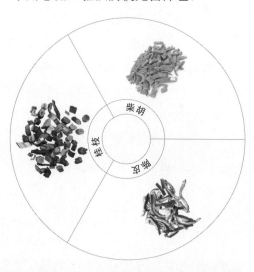

五十三 寒湿

【原文】

寒疝脉弦紧，胁下偏痛①发热，大黄附子汤主之。

【译文】

寒疝证脉象表现弦紧，胁下一侧疼痛，且有发热病症的，治疗时应采用大黄附子汤。

【注释】

①胁下偏痛：胁下一侧疼痛。

【主攻汤方】

《大黄附子汤方》

（苦辛温下法）

大黄附子细辛汤，胁下寒凝偏痛方，
冷积内停成实证，温下寒实可复康。

药材组成：大黄、熟附子各 15 克，细辛 9 克。

功用主治：温中散寒，通便止痛。主寒邪与积滞互结肠道，胁下或腰胯偏痛，便秘，手足不温，苔白，脉紧弦。

用法用量：上药用水五杯，煎煮成两杯，分两次温服（原方的药物用量很重，这里则根据现时病情减轻用量，临床可针对具体症候灵活加减）。

加减化裁：腹痛甚，喜温，加肉桂温里祛寒止痛；腹胀满，可加厚朴、木香以行气导滞；体虚或积滞较轻，可用制大黄，以减缓泻下之功；如体虚较甚，加党参、当归以益气养血。

方义备注：本方证因寒邪与积滞互结于肠道所致。寒为阴邪，其性收引，寒入于内，阳气失于温通，气血被阻，故见腹痛；寒邪阻于肠道，传导失职，故大便不通；寒邪凝聚于厥阴，则胁下偏痛；积滞留阻，气机被郁，故发热；阳气不能布达四肢，则手足厥逆；舌苔白腻，脉弦紧为寒实之征。治当温散寒凝以开闭结，通下大便以除积滞，立温阳通便之法。本方意在温下，故重用辛热之附子，温里散寒，止腹胁疼痛；以苦寒泻下之大黄，泻下通便，荡涤积滞，共为君药。细辛辛温宣通，散寒止痛，助附子温里散寒，是为臣药。大黄性味虽属苦寒，但配伍附子、细辛之辛散大热之品，则寒性被制而泻下之功犹存，为去性取用之法。三味协力，而成温散寒凝、苦辛通降之剂，合成温下之功。附子与细辛相配是仲景方中治疗寒邪伏于阴分的常用组合，如麻黄细辛附子汤中是与麻黄同用，意在助阳解表；本方是与苦寒泻下之大黄同用，重在制约大黄寒性，以温下寒积，意在温阳通便。一药之异，即变助阳解表而为温下之法，且方中附子用至 3 枚，远比麻黄细辛附子汤为大，此中轻重，大有深意，临证用药当细心体会。

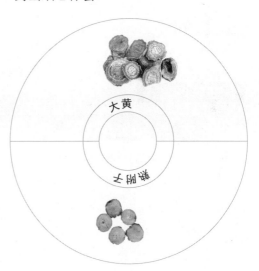

大黄

熟附子

五十四 寒湿

【原文】

寒疝少腹或脐旁，下引睾丸，或掣①胁，下掣腰，痛不可忍者，天台乌药散主之。

【译文】

寒疝症见少腹或脐旁疼痛，且朝下牵引到睾丸的部位，或牵引到胁下的部位，又向下牵引到腰这一部位，疼痛感根本无法忍受的，则应采用天台乌药散。

【注释】

①掣：拽、拉、牵引。

【主攻汤方】

《天台乌药散方》

（苦辛热急通法）

天台乌药木茴香，良姜青皮及槟榔，
楝巴麸炒除巴用，寒滞病痛酒调尝。

药材组成： 乌药、木香、小茴香（炒黑）、良姜（炒用）、青皮、槟榔各15克，川楝子10枚，巴豆72粒。

制法： 上八味，先将巴豆微打破，同川楝子用麸炒，候黑色，去巴豆及麸不用，令诸药为末。

功用主治： 行气疏肝，散寒止痛。治寒凝气滞所致的小肠疝气，少腹痛引睾丸，喜暖畏寒。

用法用量： 每服3克，温酒送下。疼甚者，炒生姜、热酒下亦得。

加减化裁： 临床运用于偏坠肿胀，可酌加荔枝核、橘核等以增强其行气止痛之功；寒甚者，可酌加肉桂、吴茱萸等以加强散寒止痛之力。

方义备注： 足厥阴肝经，络于阴器，上抵少腹，若寒邪侵犯厥阴肝经，肝气郁滞，易发为小肠疝气。故有"诸疝皆归肝经"之说。张景岳谓"治疝必先治气"，故治疝之法总不离乎理气疏肝，行气散寒之法。方中乌药辛温，入厥阴肝经，行气疏肝，散寒止痛，

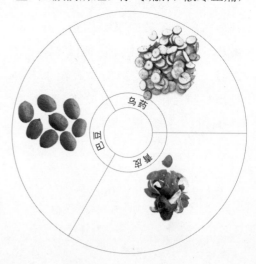

为君药。青皮疏肝理气，小茴香暖肝散寒，高良姜散寒止痛，木香行气止痛，四药辛温芳香，合而用之，加强乌药行气疏肝，散寒止痛之功，共为臣药。槟榔行气导滞，直达下焦而破坚；苦寒之川楝子与辛热之巴豆同炒，去巴豆而用川楝子，既可制其苦寒之性，又增其行气散结之力，共为佐使药。诸药合用，使寒凝得散，气滞得疏，肝络调和，则疝痛自愈。

五十五 湿温

【原文】

湿温久羁，三焦弥漫①，神昏窍阻，少腹硬满，大便不下，宣清导浊汤主之。

【译文】

湿温病湿热病邪长期停留，湿热在上、中、下三焦弥漫，具体病症有神昏窍闭，少腹坚硬胀满，大便不利等，治疗时应采用宣清导浊汤。

【注释】

①三焦弥漫：湿热弥漫上、中、下三焦。

【主攻汤方】

《宣清导浊汤》

（苦辛淡法）

宣清导浊二苓淡，蚕沙皂荚水石寒，湿滞大肠舌苔腻，化湿清热气机宣。

药材组成： 猪苓、茯苓各15克，寒水石18克，晚蚕沙12克，皂荚子（去皮）9克。

功用主治： 宣泄湿浊，通利二便。治湿温久羁，三焦弥漫，神志轻度昏迷，少腹硬满，大便不通，小便赤少，舌苔浊腻，脉象实者。

用法用量： 用水1升，煮成400毫升，分二次服，以大便通利为度。

方义备注： 此湿久郁结于下焦气分，闭塞不通之象，故用能升、能降、苦泄滞、淡渗湿之猪苓，合甘少淡多

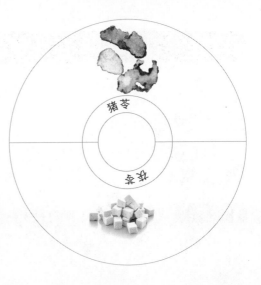

猪苓

辛温

之茯苓，以渗湿利气；寒水石色白性寒，由肺直达肛门，宣湿清热，盖膀胱主气化，肺开气化之源，肺藏魄，肛门曰魄门，肺与大肠相表里之义也；晚蚕沙化浊中清气，大凡肉体未有死而不腐者，蚕则僵而不腐，得清气之纯粹者也，故其粪不臭不变色，得蚕之纯清，虽走浊道而清气独全，既能下走少腹之浊部，又能化浊湿而使之归清，以己之正，正人之不正也，用晚者，本年再生之蚕，取其生化最速也，皂荚辛咸性燥，入肺与大肠，金能退暑，燥能除湿，辛能通上下关窍，子更直达下焦，通大便之虚闭，合之前药，俾郁结之湿邪，由大便而一齐解散矣。二苓、寒石，化无形之气；蚕沙、皂子，逐有形之湿也。

注意： 宣清导浊汤是治疗湿温而致的神昏窍阻，少腹硬满，大便不下

的方剂。其方药大多是清热泻火、祛湿、开窍等药，吃多了会引起恶心呕吐及腹泻，以及气阴虚等副作用。皂荚性味辛，温，有小毒。有祛痰开窍的作用。如内服剂量过大或久服，可引起呕吐及腹泻。本品辛散走窜，气虚阴亏和血虚病人也不能久服。

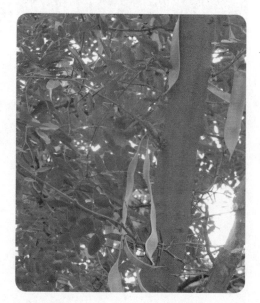

五十六 湿温

【原文】

湿凝气阻[①]，三焦俱闭，二便不通，半硫丸主之。

【译文】

湿浊凝滞，气机闭阻，致上焦、中焦和下焦气机闭塞不通，从而致使大便不通、小便也不通的，治疗时应该采用半硫丸。

【注释】

①湿凝气阻：湿浊凝滞，气机闭阻。

【主攻汤方】

〈半硫丸〉

（酸辛温法）

药材组成： 半夏（汤浸7次，焙干，为细末）、硫黄（明净好者，研令极细，用柳木槌子杀过）各等分。

制法： 以生姜自然汁同煎，加干蒸饼末入白内杵为丸，如梧桐子大。

功用主治： 温肾逐寒，通阳开秘，泄浊祛痰，止泻，润大肠；除积冷，暖元脏，温脾胃，进饮食。主肾阳衰微，阴寒内结，命门火衰，阳气不运所致虚人、老人虚冷便秘或阳虚久泻；脾胃气弱，津液停积，湿久浊凝，痰浊咳嗽吐逆；或湿阻三焦，二便不通；心腹一切痃癖冷气；痃癖冷气吐逆；小儿泄泻注下，或手足冷者，亦治咳嗽；湿凝气阻，三焦俱闭，二便不通。

用法用量： 口服，一次3～6克；一日2次。

注意： 孕妇忌服。老人气虚、产后血枯、肠胃燥热便秘，以及小儿便秘者，切勿服用。

方义备注： 硫黄热而不燥，能疏利大肠，半夏能入阴，燥胜湿，辛下气，温开郁，三焦通而二便利矣。

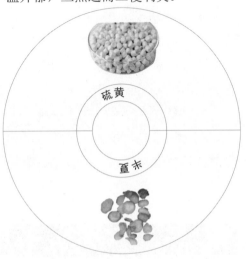

硫黄

半夏

五十七 湿温

【原文】

浊湿久留，下注于肛，气闭，肛门坠痛，胃不喜食①，舌苔腐白，术附汤主之。

【译文】

湿浊久久不去，下注于肛门，从而致使气机闭阻，肛门坠痛，不想吃东西，舌苔呈白腐状态，则应采用术附汤。

【注释】

①胃不喜食：不思饮食。

【主攻汤方】

《术附汤方》

（苦辛温法）

术附姜陈厚朴参，浊湿留久注肛门。
谷道坠痛因气闭，舌苔白腐不食临。

药材组成： 生茅术15克，人参6克，厚朴、生附子、炮姜、广陈皮各9克。

用法用量： 以上药用水5杯，煎煮成两杯，先服下一杯，大约在6小时后再服一杯，如不愈，可再煎服，直到肛门疼痛得愈为止。

方义备注： 热湿气实之坠痛，如滞下门中用黄连、槟榔之证是也。此则气虚而为寒湿所闭，故以参、附峻补肾中元阳之气，姜、术补脾中健运之气，朴、桔行浊湿之滞气，俾虚者充，闭者通，浊者行，而坠痛自止，胃开进食矣。按肛痛有得之大恐或房劳者，治以参、鹿之属，证属虚劳，与此对勘，故并及之。

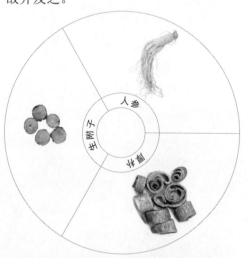

五十八 湿温

【原文】

疟邪久羁，因疟成劳，谓之劳疟[1]；络虚而痛，阳虚而胀，胁有疟母[2]，邪留正伤，加味异功[3]汤主之。

【译文】

如疟邪长久停留而不去，就会有疟疾反复发作的可能，正气大伤而转成虚劳，人们称其为"劳疟"。由于脉络虚损而伴随疼痛感，由于阳气虚弱而伴随胀满感，胁下有结块得以形成的，人们称其为"疟母"。这种病症其实是因病邪久留而伤及正气而引起的，此时可以采用加味异功汤。

【注释】

①劳疟：由于疟疾发生很久而导致身体虚弱，将成虚劳，又可称为"虐劳"。或因久病劳损，气血两虚而患疟疾。均称劳疟。其表现特征是微寒微热，或发于昼，或发于夜，气虚多汗，饮食少进，或停止发作后遇劳就会产生。

②疟母：病症名，属于疟疾中的一种。因疟疾久延不愈，胁下结块，触之有形，按之疼痛者称之。类似久疟后脾脏肿大的病症。

③异功：指的是异功散，方载《小儿药证直诀》，具体组成有人参、白术、茯苓、陈皮和甘草，主治脾胃虚弱，不思饮食，胸闷不舒，久咳而肿等病症。

方义备注：此证气血两伤，《经》云：劳者温之。故以异功温补中焦之气，归、桂合异功，温养下焦之血，以姜、枣调和营卫，使气血相生，而劳疟自愈。此方补气，人所易见，补血人所不知，《经》谓，中焦受气取汁，变化而赤，是谓血。凡阴阳两伤者，必于气中补血，定例也。

【主攻汤方】

《加味异功汤方》

（辛甘温阳法）

药材组成：人参、茯苓、白术（炒焦）各9克，当归、肉桂各4.5克，炙甘草、广陈皮各6克，生姜99克，大枣（去核）2枚。

功用主治：辛甘温阳。主疟邪久羁，因疟成劳，而成劳疟；络虚而痛，阳虚而胀，胁有疟母，邪留正伤。

用法用量：上药用水5杯，煎煮成两杯，药渣可加水再煎煮1杯，共3杯，一日分3次服下。

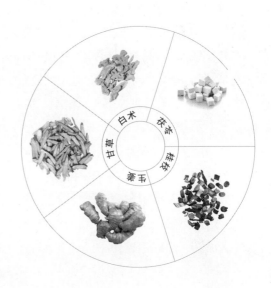

五十九 湿温

【原文】

疟久不解①，胁下成块，谓之疟母，鳖甲煎丸主之。

【译文】

疟疾发病好久没痊愈，胁下结成坚硬的痞块，人们称其为"疟母"，治疗时应采用鳖甲煎丸。

【注释】

①解：痊愈。

【主攻汤方】

《鳖甲煎丸方》

鳖甲煎丸疟母方，庶虫鼠妇及蜣螂，

蜂蜜石韦人参射，桂朴紫葳丹芍姜，

瞿麦紫苓胶半夏，桃仁葶苈和硝黄，

疟缠日久胁下硬，症消积化保安康。

药材组成： 鳖甲（炙）、赤硝各90克，柴胡、蜣螂（熬）各45克，乌扇（烧）、黄芩、石韦（去毛）、阿胶（炒）、紫葳、厚朴、鼠妇（熬）、桂枝、干姜、大黄各22.5克，芍药、牡丹皮、蟅虫（熬）各37克，瞿麦、桃仁各15克，半夏、葶苈（熬）、人参各7.5克，蜂窝（炙）30克。

功用主治： 行气化瘀，软坚消症。主疟疾日久不愈，胁下痞硬有块，结为疟母，以及症瘕积聚。

用法用量： 上药共23味，除鳖甲外，都制成细末。取煅铁炉中的灶下灰1.5千克，用粮食酿制的清酒5千克倒入灰中，等到酒被吸收剩一半时，滤过取汁，把鳖甲放入，煎煮使得烂稠如胶漆状，绞取其汁，再把以上22味药末放入煎煮浓缩，制成丸，如梧桐子大小。空腹每次服7丸，每日服3次。

注意： 孕妇忌服。

方义备注： 方以鳖甲为君者，以鳖甲守神入里，专入肝经血分，能消症。用活血药桃仁、牡丹皮、芍药、凌霄花、硝石、大黄、鼠妇、土鳖虫、蜂房、蜣螂和利湿药葶苈子、石韦、瞿麦辅助君药消症去积，促进机体的恢复。柴胡、桂枝、干姜、半夏、厚朴、黄芩祛风邪、清热散寒，调理气机；疟疾日久必耗伤气血，故用人参、阿胶益气养血，扶助人体正气。清酒引经入血分起活血作用诸药合用，组方合理，能够达到活血化瘀，软坚散结的作用。

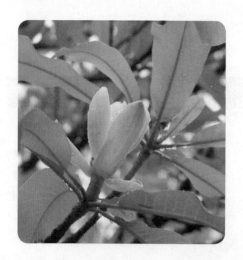

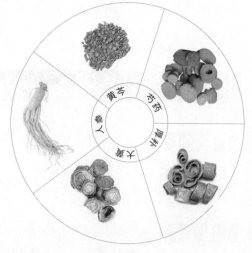

六十 湿温

【原文】

太阴三疟[①]，腹胀不渴，呕水，温脾汤主之。

【译文】

太阴三疟，具体病症有腹部胀满，口不觉得渴，伴随呕吐清水，治疗时可以采用温脾汤。

【注释】

①太阴三疟：指的是疟邪潜伏足太阴脾经，每3日一发的疟疾。

【主攻汤方】

《温脾汤方》

（苦辛温里法）

温脾附子及干姜，甘草人参及大黄，寒热并进补兼泻，攻下冷积振脾阳。

药材组成：草果6克，生姜、茯苓各15克，蜀漆（炒）、桂枝、厚朴各9克。

功用主治：温脾截疟。治太阴三疟，腹胀不渴，呕水者。

用法用量：上药用水1升，煮取400毫升，分二次温服。

加减化裁：若腹中胀痛者，加厚朴、木香以行气止痛；腹中冷痛，加肉桂、

吴茱萸以增强温中祛寒之力。

方义备注：本证多由脾阳不足，阴寒内盛，寒积中阻所致。治疗方法以攻下冷积，温补脾阳为主。寒实冷积阻于肠间，腑气不通，故便秘腹痛、绕脐不止；脾阳不足，四末失于温煦，则手足不温；脉沉弦而迟，是阴盛里实之征。本方证虽属寒积便秘，但脾阳不足是为致病之本，若纯用攻下，必更伤中阳；单用温补，则寒积难去，惟攻逐寒积与温补脾阳并用，方为两全之策。方中附子配大黄为君，用附子之大辛大热温壮脾阳，解散寒凝，配大黄泻下已成之冷积。芒硝润肠软坚，助大黄泻下攻积；干姜温中助阳，助附子温中散寒，均为臣药。人参、

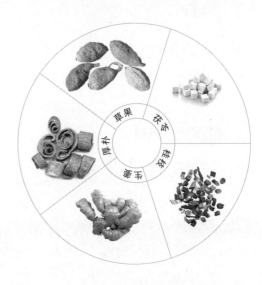

当归益气养血，使下不伤正为佐。甘草既助人参益气，又可调和诸药为使。诸药协力，使寒邪去，积滞行，脾阳复。

配伍特点：由温补脾阳药配伍寒下攻积药组成，温通、泻下与补益三法兼备，寓温补于攻下之中，具有温阳以祛寒、攻下不伤正的特点。

六十一 湿温

【原文】

少阴三疟，久而不愈，形寒嗜卧[1]，舌淡脉微，发时不渴，气血两虚，扶阳汤主之。

【译文】

少阴三疟，这种病情发作了很长时间未痊愈，出现形寒怕冷，精神萎靡而嗜睡，舌质淡，脉象表现微弱，即使在疟疾发作的时候也不觉得口渴。其实，这是气血两虚的病症，治疗方面应该采用扶阳汤。

【注释】

①形寒嗜卧：形寒怕冷，精神萎靡而嗜睡。

【主攻汤方】

◁ 扶阳汤 ▷

（辛甘温阳法）

扶阳参桂附归茸，嗜卧形寒三疟从，
舌淡脉微发不渴，少阴得治久服宁。

药材组成：鹿茸（生用，锉成细末，先用黄酒煎好备用）15克，熟附子、蜀漆（炒黑）、粗桂枝各9克，人参、当归各6克。

功用主治：益气补血，扶阳祛寒。治少阴三疟，久而不愈，气血两虚，形寒嗜卧，发时不渴，舌淡，脉微。

用法用量：用水1.6升，加入鹿茸酒，煎成300毫升，日服三次。

方义备注：形寒嗜睡，少阴本证，舌淡脉微不渴，阳微之象。故以鹿茸为君，峻补督脉，一者八脉丽于肝肾，少阴虚，则八脉亦虚；一者督脉总督

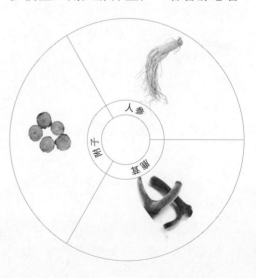

诸阳，为卫气之根本。人参、附子、桂枝，随鹿茸而峻补太阳，以实卫气；当归随鹿茸以补血中之气，通阴中之阳；单以蜀漆一味，急提难出之疟邪，随诸阳药努力奋争，由卫而出。阴脏阴证，故汤以扶阳为名。

六十二 湿温

【原文】

厥阴三疟，日久不已，劳则发热[①]，或有痞结，气逆欲呕，减味乌梅丸法主之。

【译文】

厥阴三疟，病情有所迁延，好久没能恢复，劳累后就会产生发热的现象，有的患者甚至还会出现滞气痞块，时胃气上逆而欲呕吐的病症，对此可以采用减味乌梅丸进行治疗。

【注释】

①劳则发热：劳累后就会发热。

【主攻汤方】

减味乌梅丸法

（酸苦为阴，辛甘为阳复法）

药材组成： 半夏、黄连、干姜、吴茱萸、茯苓、桂枝、白芍、花椒（炒黑）、乌梅。

功用主治： 厥明三疟，日久不已，劳则发热，或有痞结，气逆欲呕。

用法用量： 方剂中大多未注明用量，这是因为药物的用量本来就很难预先确定，医者可根据当时的具体情况斟酌使用。

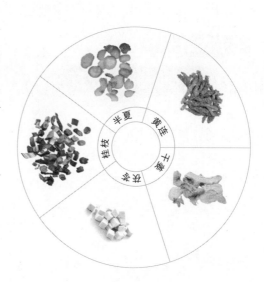

六十三 湿温

【原文】

酒客久痢①，饮食不减，茵陈白芷汤主之。

【译文】

在平时的时候爱喝酒的人一旦患上痢疾，好久没有痊愈，但是饮食依然不减的，可以采用茵陈白芷汤进行治疗。

【注释】

①久痢：痢疾日久不愈。

【主攻汤方】

《茵陈白芷汤方》

（苦辛淡法）

茵陈白芷藿香柏，茯苓皮与北秦皮。
酒客久痢无他症，饮食不减却须医。

药材组成： 绵茵陈、白芷、北秦皮、茯苓皮、黄柏、藿香。

功用主治： 酒客久痢，饮食不减。

用法用量： 水煎服。

方义备注： 久痢无他证，而且能饮食如故，知其病之未伤脏真胃土，而在肠中也。痢久不止者，酒客湿热下注，故以风药之辛，佐以苦味入肠，芳香凉淡也。盖辛能胜湿，而升脾阳，苦能渗湿清热，芳香悦脾而燥湿，凉能清热，淡能渗湿也。脾湿热去而脾阳升，痢自止矣。

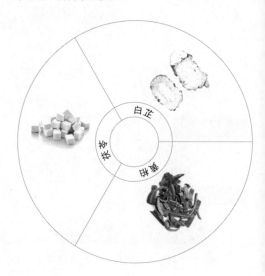

六十四 湿温

【原文】

老年久痢，脾阳受伤，食滑便溏，肾阳亦①衰，双补汤主之。

【译文】

老年人下痢很长时间，从而使脾阳受损，食滑腻之品随即就泻，其实是肾阳亦衰的表现，在治疗的时候应该采用双补汤。

【注释】

①亦：也。

【主攻汤方】

双补汤方

双补覆盆补骨山，菟苁巴戟芡萸莲。

老年久痢参苓味，阳气衰残脾肾还。

药材组成：人参、山药、茯苓、莲子、芡实、补骨脂、肉苁蓉、萸肉、五味子、巴戟天、菟丝子、覆盆子（原著无用量）。

功用主治：健脾温肾，涩肠止泻。脾肾阳虚，久泻久痢，神疲倦怠，不思饮食，舌苔淡白，脉沉细弱。

用法用量：水煎服。

方义备注：以人参、山药、茯苓、莲子、芡实甘温而淡者补脾渗湿，再莲子、芡实水中之谷，补土而不克水者也；以补骨、肉苁蓉、巴戟、菟丝、覆盆、萸肉、五味酸甘微辛者，升补肾脏阴中之阳，而兼能益精气安五脏者也。

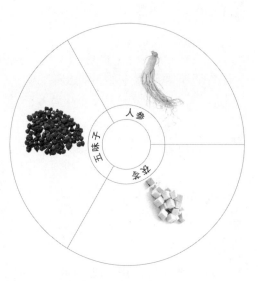

六十五 湿温

【原文】

久痢小便不通，厌食①欲呕，加减理阴煎主之。

【译文】

痢疾好久没有恢复，小便表现并不通畅，厌恶饮食，恶心欲呕，治疗时应采用加减理阴煎。

【注释】

①厌食：厌恶饮食。

【主攻汤方】

〈加减理阴煎〉

（辛淡为阳酸甘化阴复法）

加减理阴姜附逢，白芍熟地味茯苓。
久痢小便不通治，厌食得转欲呕平。

药材组成： 熟地、白芍、附子、五味、炮姜、茯苓。

功用主治： 久痢，小便不通，厌食欲呕。

用法用量： 水煎服。

方义备注： 此由阳而伤及阴也。小便不通，阴液涸矣；厌食欲呕，脾胃两阳败矣。故以熟地、白芍、五味

收三阴之阴，附子通肾阳，炮姜理脾阳，茯苓理胃阳也。按原方通守兼施，刚柔互用，而名理阴煎者，意在偏护阴也。熟地守下焦血分，甘草守中焦气分，当归通下焦血分，炮姜通中焦气分，盖气能统血，由气分之通，及血分之守，此其所以为理也。此方去甘草、当归，加白芍、五味、附子、茯苓者，为其厌食欲呕也。若久痢阳不见伤，无食少欲呕之象，但阴伤甚者，又可以去刚增柔矣。用成方总以活泼流动，对症审药为要。

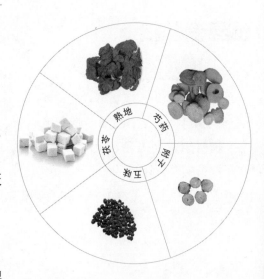

六十六 湿温

【原文】

久痢带瘀血，肛中气坠①，腹中不痛，断下渗湿汤主之。

【译文】

痢疾好长时间不愈，大便中有瘀血，肛门下坠，但是并不觉得腹部疼痛，治疗时可以采用断下渗湿汤。

【注释】

①肛中气坠：肛门下坠。

【主攻汤方】

《断下渗湿汤方》

（苦辛淡法）

断下樗榆术，银楂柏茯猪，

久痢犹带血，肛门气坠服。

药材组成： 樗根皮（炒黑）30克，生茅术、生黄柏各3克，山楂肉（炒黑）、赤苓各9克，银花（炒黑）、猪苓、地榆（炒黑）各4.5克。

功用主治： 久痢带瘀血，肛中气坠，腹中不痛。

用法用量： 上药用水8杯，煎煮成3杯，分3次服下。

方义备注： 重用樗根皮之苦燥湿，寒胜热，涩以断下，专入血分而涩血为君；地榆得先春之气，木火之精，去瘀生新；苏木、黄柏、赤苓、猪苓开膀胱，使气分之湿热，由前阴而去，不致遗留于血分也；楂肉亦为化瘀而设；银花为败毒而然。

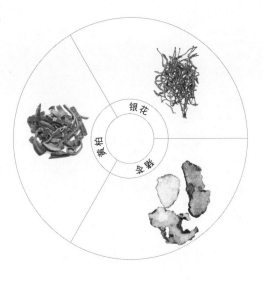

银花

黄柏

地榆

六十七 湿温

【原文】

下痢无度①，脉微细，肢厥，不进食，桃花汤主之。

【译文】

下痢频繁没有办法计数，脉象表现微细，四肢厥冷，无法吃东西的，应采用桃花汤。

【注释】

①下痢无度：下痢频繁无法计数。

主攻汤方

桃花汤方（见温热下焦篇）

六十八 湿温

【原文】

久痢，阴伤气陷，肛坠尻酸①，地黄余粮汤主之。

【译文】

痢疾好久未能恢复，伤及阴液，气虚下陷，肛门下坠，尾骶骨部位酸楚，治疗时应采用地黄余粮汤。

【注释】

①肛坠尻酸：指的是肛门下坠，尾骶骨部位酸楚。

【主攻汤方】

《地黄余粮汤方》

（酸甘兼涩法）

地黄余粮防滑脱，五味收摄气陷遏，固阴不应斯方奇，再加人参病即夺。

药材组成： 熟地黄、禹余粮、五味子。

功用主治： 滋阴益肾，固涩下焦。久痢，阴伤气陷，肛坠尻酸。

用法用量： 水煎服。

方义备注： 本方熟地、五味补肾

而酸甘化阴，余粮固涩下焦而酸可除，坠可止，痢可愈。

运用：石脂、余粮皆系石药而性涩，人参石脂汤，用石脂而不用余粮，本方用余粮而不用石脂，因石脂甘温，人参石脂汤为温剂，余粮甘平，故为救之剂，无取乎于温，而取其平。

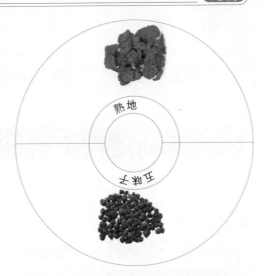

六十九 湿温

【原文】

久痢伤肾，下焦不固，肠腻①滑下，纳谷运迟，三神丸主之。

【译文】

痢疾发生的时间太长而伤及肾阳，促使下焦不固，肠中膏滋滑泄而下，吃东西后不容易运化，治疗时可以采用三神丸。

【注释】

①肠腻：指肠中未消化膏脂油腻食物。

【主攻汤方】

《三神丸方》

（酸甘辛温兼涩法，亦复方也）

药材组成：五味子、补骨脂、肉果（去净油）。

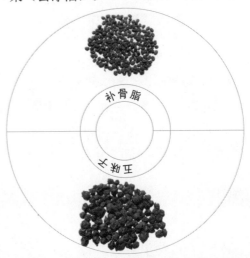

制法： 上药研为细末，酒煮米糊为丸，如梧桐子大。

主治： 痢疾。

方义备注： 三神丸温补肾阳，五味兼收其阴，肉果涩自滑之脱也。

七十 湿温

【原文】

久痢伤阴，口渴舌干，微热微咳①，人参乌梅汤主之。

【译文】

痢疾好长时间没有恢复，阴液大伤，口渴，舌干燥，身稍微有点发热，伴随咳嗽轻微的病症，应采用人参乌梅汤。

【注释】

①微咳：轻微咳嗽。

【主攻汤方】

《人参乌梅汤》

（酸甘化阴法）

人参乌梅莲子山，木瓜炙草治舌干。
微热微咳还口渴，实为阴伤久痢牵。

药材组成： 人参、莲子（炒）、炙甘草、乌梅、木瓜、山药。

功能主治： 酸甘化阴，健脾止痢。治久痢伤阴，口渴舌干，微热微咳者。

加减化裁： 此方在救阴之中，仍然兼护脾胃。如果阴液亏耗过甚，而没有其他脾胃病症的，则可减去山药、莲子，加上生地、麦冬，这又是一种治法了。

方义备注： 人参、山药、甘草、莲子甘缓健脾，乌梅、木瓜酸柔和阴，属酸甘化阴之方。

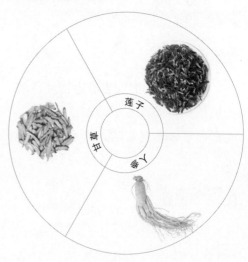

七十一 湿温

【原文】

痢久①阴阳两伤，少腹肛坠，腰胯脊髀酸痛，由脏腑伤及奇经，参茸汤主之。

【译文】

痢疾好久没有痊愈，阴阳两败俱伤，症见少腹及肛门重坠，腰部、胯部、脊背部、大腿部酸痛，出现这些病症是因为脏腑虚衰累及奇经八脉所导致的，应采用参茸汤进行治疗。

【注释】

①久：好久。

【主攻汤方】

《参茸汤》

（辛甘温法）

参茸附子菟丝茴，杜仲当归一并随。
腰胯脊髀酸还痛，脏腑奇经肛痢全。

药材组成：人参、鹿茸、附子、当归（炒）、茴香（炒）、菟丝子、杜仲。

功能主治：主痢久阴阳两伤，由脏腑伤及奇经，少腹及肛门下坠，腰胯脊髀酸痛。

用法用量：水煎服。

方义备注：本方虽说是阴阳两补，但还是偏于补阳。若患者只有少腹、肛门下坠感，而无腰脊酸痛，是阴伤偏重的，可于本方中去附子加补骨脂，这又是一种治疗方法。

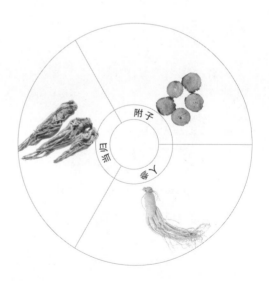

七十二 湿温

【原文】

久痢伤及厥阴，上犯阳明，气上撞心①，饥不欲食，干呕腹痛，乌梅丸主之。

【译文】

痢疾好久没有痊愈，伤及足厥阴肝，肝气上逆侵犯阳明胃，自己有气从下腹部向上冲撞心胸的感觉，尽管觉得肚子饿但是不想吃东西，干呕且腹部感到疼痛，应采用乌梅丸治疗。

【注释】

①气上撞心：有气从下腹部向上冲撞心胸。

【主攻汤方】

《乌梅丸方》

（酸甘辛苦复法。酸甘化阴，辛苦通降，又辛甘为阳，酸苦为阴）

乌梅丸用细辛桂，黄连黄柏及当归，
人参椒姜加附子，温脏泻热又安蛔。

药材组成：乌梅300枚，细辛、桂枝（去皮）、附子（去皮，炮）、人参、黄柏各84克，干姜140克，黄连224克，当归、蜀椒（炒焦去汗）各56克。

制法：上十味，各捣筛，混合和匀；以苦酒渍乌梅一宿，去核，蒸于米饭下，饭熟捣成泥，和药令相得，放入臼中，与蜜杵二千下，丸如梧桐子大。

功能主治：温脏安蛔。治蛔厥。脘腹阵痛，烦闷呕吐，时发时止，得食则吐，甚至吐蛔，手足厥冷，或久痢不止，反胃呕吐，脉沉细或弦紧。现用于胆道蛔虫病。

用法用量：空腹时饮服10丸，一日三次，稍加至20丸。

注意：服药期间，忌生冷、滑物、臭食等。

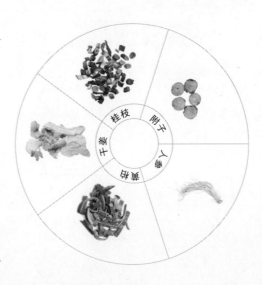

方义备注：本方所治蛔厥，是因胃热肠寒，蛔动不安所致。蛔虫得酸则静，得辛则伏，得苦则下，故方中重用乌梅味酸以安蛔，配细辛、干姜、桂枝、附子、川椒辛热之品以温脏驱蛔，黄连、黄柏苦寒之品以清热下蛔；更以人参、当归补气养血，以顾正气之不足。全方合用，具有温脏安蛔，寒热并治，邪正兼顾之功。

七十三 湿温

【原文】

休息痢①经年不愈，下焦阴阳皆虚，不能收摄，少腹气结，有似症瘕，参芍汤主之。

【译文】

休息痢很多年没能恢复，致下焦真阴真阳俱虚，无法收敛固摄，从而产生少腹气结成块的病症，与瘕十分类似，在治疗方面应该采用参芍汤。

【注释】

①休息痢：指的是初痢、暴痢后，长期迁延不愈，时发时止，反复不已的一种痢疾。

【主攻汤方】

《参芍汤方》

（辛甘为阳酸甘化阴复法）

参芍草附味苓全，治似症瘕少腹间。
下焦阴阳虚不摄，可知休息痢经年。

药材组成：人参、白芍、附子、茯苓、炙甘草、五味子。

功能主治：休息痢，经年不愈，下焦阴阳皆虚，不能收摄，少腹气结，有似症瘕。

方义备注：纯然虚证，以痢久滑泄太过，下焦阴阳两伤。气结似乎症瘕，而实非症瘕，舍温补其何从？故以参、苓、炙草守补中焦；参、附固下焦之阳；白芍、五味收三阴阳之阴，而以少阴为主，盖肾司二便也。汤名参芍者，是取阴阳兼固之义。

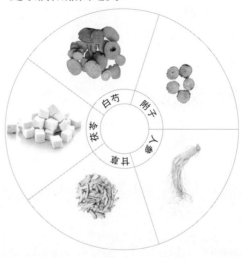

七十四 湿温

【原文】

噤口痢①，热气上冲，肠中逆阻似闭，腹痛在下尤甚者，白头翁汤主之。

此噤口痢之实证，而偏于热重之方也。

【译文】

噤口痢，自己感觉腹中热气上冲，肠中浊气上逆，气机闭阻不通且腹部有疼痛的感觉，以下腹部尤甚，此时则应采用白头翁汤。

上述属实热证之噤口痢，在治疗方面应选择偏于热重的药物。

【注释】

①噤口痢：下痢而不能进食，或下痢呕恶不能进食者称"噤口痢"，主要由于胃失和降，气机升降失常所致。

【主攻汤方】

《 **白头翁汤** 》

白头翁治热毒痢，黄连黄柏佐秦皮，
清热解毒并凉血，赤多白少脓血医。

药材组成：白头翁 15 克，黄连 6 克，黄柏、秦皮各 12 克。

功用主治：清热解毒，凉血止痢。治热毒痢疾。腹痛，里急后重，肛门灼热，下痢脓血，赤多白少，渴欲饮水，舌红苔黄，脉弦数。

用法用量：上药四味，以水 7 升，煮取 2 升，去渣，温服 1 升，不愈再服 1 升。

加减化裁：若外有表邪，恶寒发热者，加葛根、连翘、银花以透表解热；里急后重较甚，加木香、槟榔、枳壳以调气；脓血多者，加赤芍、丹皮、地榆以凉血和血；夹有食滞者，加焦山楂、枳实以消食导滞；用于阿米巴痢疾，配合吞服鸦胆子（桂圆肉包裹），疗效更佳。

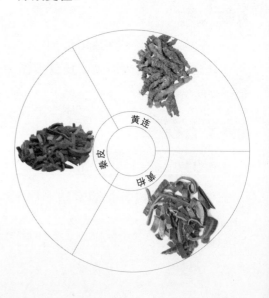

七十五 湿温

【原文】

噤口痢，左脉细数，右手脉弦，干呕腹痛，里急后重，积下不爽①，加减泻心汤主之。

【译文】

噤口痢，左脉细数，右脉弦，出现干呕腹痛，里急后重，下痢不爽的病症，对此治疗的时候应该选用加减泻心汤。

【注释】

①积下不爽：下痢不通畅。

【主攻汤方】

《加减泻心汤方》

（苦辛寒法）

药材组成：川连、黄芩、干姜、银花、查炭、白芍、木香汁。

主治：噤口痢。左脉细数，右手脉弦，干呕，腹痛，里急后重，积下不爽。

用法用量：水煎服。

方义备注：以泻心去守中之品，而补以运之，辛以开之，苦以降之；加银花之败热毒，楂炭之克血积，木香之通气积，白芍以收阴气，更能于土中拔木也。

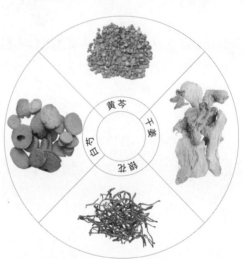

七十六 湿温

【原文】

噤口痢，呕恶①不饥，积少痛缓，形衰脉弦，舌白不渴，加味参苓白术散主之。

【译文】

噤口痢，有恶心、呕吐的情况发生，并不觉得饿，下痢脓血黏液很少，腹痛不堪，形体看起来很衰弱，脉弦，舌苔颜色发白，并不想喝水，则应选用加味参苓白术散进行治疗。

【注释】

①呕恶：恶心呕吐。

【主攻汤方】

《加味参苓白术散方》

（本方原属甘淡微苦法，化裁后则为辛甘化阳，芳香悦脾，微辛以通，微苦以降法）

参苓白术扁豆陈，山药甘莲砂苡仁，
桔梗上浮兼保肺，枣汤调服益脾神。

药材组成： 人参、扁豆（炒）各6克，白术（炒焦）、茯苓、薏苡仁各4.5克，砂仁（炒）2.1克，炮姜、肉豆蔻、桔梗各3克，炙甘草15克。

制法： 上为细末。

功能主治： 噤口痢，呕恶不饥，积少痛缓，形衰脉弦，舌白不渴。

用法用量： 每次服4.5克，用香粳米煎汤调服，每日服两次。

方义备注： 参苓白术散兼治脾胃，而以胃为主，其功但止土虚无邪之泄泻而已。此方则通宣三焦，提上焦，涩下焦，而以醒中焦为要者也。方中以四君两补脾胃；加扁豆、薏苡仁以补肺胃之体；炮姜以补脾肾之用，桔梗从上焦开提清气；砂仁、肉蔻从下焦固涩浊气，二物皆芳香，能涩滑脱，而又能通下焦之瘀滞，兼醒脾胃；引以粳米芳香悦土，以胃所喜为补也。

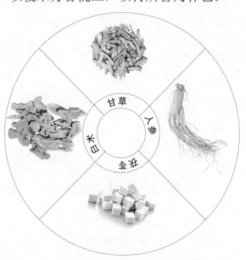

七十七 湿温

【原文】

噤口痢，胃关不开①，由于肾关不开②者，肉苁蓉汤主之。

【译文】

噤口痢，由于肾阳虚衰无法暖土而使胃关不开，无法进食的，便可以采用肉苁蓉汤。

【注释】

①胃关不开：胃主受纳，若噤口不食，即责之于胃口不开，不能受纳饮食。这里主要是就噤口不食的症状而说。

②肾关不开：此处是指肾阳虚弱不能温暖脾胃，而致胃不受纳，噤口不食。

【主攻汤方】

《肉苁蓉汤》

（辛甘法）

肉苁蓉汤姜炭归，桂炒白芍参附随。

胃关不开由于肾，噤口须济少阴危。

药材组成： 肉苁蓉（泡淡）30克，附子、人参、干姜炭、当归各6克，白芍（肉桂汤浸炒）9克。

主治： 噤口痢，日久不愈，下焦累虚。

用法用量： 上药用水8杯，煎煮成3杯，1日中分3次缓缓服下。如在服药后，胃口稍开，可再次煎服。

方义备注： 兹以噤口痢阴阳俱损，水土两伤，而又滞下之积聚未清，肉苁蓉乃确当之品也；佐以附子补阴中之阳，人参、干姜补土，当归、白芍补肝肾，芍用桂制者，恐其呆滞，且束入少阴血分也。

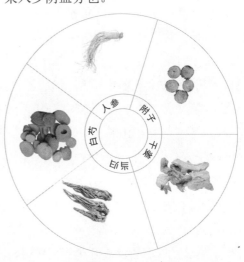

七十八 秋燥

【原文】

燥久伤及肝肾之阴，上盛下虚①，昼凉夜热，或干咳，或不咳，其则痉厥者，三甲复脉汤主之，定风珠亦主之，专翕专大生膏亦主之。

【译文】

秋燥病因日久不愈而对肝肾的阴液造成损伤，进而引发上焦肺中燥热未能祛除而下焦肝肾阴亏的上盛下虚的病症。这就说明了白昼身热不甚而会在夜间的时候发热，或有干咳少痰的情况，或有不咳嗽的症状，甚至还有可能引发痉厥。此时，可以采用三甲复脉汤，还可选用大定风珠或专翕大生膏进行治疗。

【注释】

①上盛下虚：这里是指肺中燥热尚盛，而下焦肝肾阴液已亏的证候。

【主攻汤方】

《专翁大生膏》
(酸甘成法)

专翁大生沙苑胶，参苓杞味地黄芍，
海鲍龟鳖蛎莲芡，乌鸡猪脊并羊腰。
常医燥久伤肝肾，尚把胎伤三月调，
理法方药臻完善，进而求之引伸高。

药材组成： 人参（可用洋参代替）、茯苓、鲍鱼、海参、莲子、阿胶、白芍、麦冬（不去芯）各1000克，乌骨鸡1对，五味子250克，羊腰子8对，猪脊髓、鳖甲（另熬胶）、龟甲（另熬胶）、牡蛎、沙苑子、白蜜、枸杞子（炒黑）各500克，鸡子黄20个，芡实、熟地黄各1500克。

制法： 以上药物除了龟甲、鳖甲、阿胶、茯苓、白芍、莲子、芡实外，分别放入4只铜锅内（忌用铁器，搅拌也用铜勺），把血肉有情之品放入两只锅内，不属于血肉有情之品的放入另两只锅内，用文火慢慢地熬炼3个昼夜，去药渣后，再熬炼6个昼夜，并逐渐把所熬得的药合为一锅，煎炼

成膏状，最后再放入龟甲胶、鳖甲胶、阿胶，加入蜜一起和匀，再把方中有粉而无液汁的茯苓、白芍、莲子、芡实研为极细的粉末，与药膏一起和为丸。

功能主治： 治燥久伤及肝肾之阴，上盛下虚，昼凉在热，成于咳，或不咳，甚则痉厥者。

用法用量： 每次服6克，逐渐加到每次服9克，每日服3次，大约每日服30克，以服1年为度。

加减化裁： 如有的孕妇每怀孕3个月必然要流产，是由肝阴虚而内有热所致，可在本方中加入天冬500克、桑寄生500克，一起熬膏，再加入鹿茸720克研为细末。

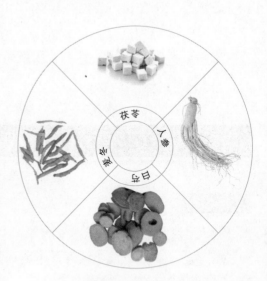